JN084119

生命倫理への招待

改訂
6版

旭川医科大学名誉教授　塩野　寛
旭川医科大学教授　清水惠子　著

南山堂

改訂6版 序

　2015年の第5版の改訂から6年，このたび，新たに第6版のはこびとなりました．

　この本は，2001年の初版発行以来，将来医療職を目指す高校生，看護学生をはじめとする多様な医療職の教育現場で，学生とともに過ごしてきました．

　生命倫理（バイオエシックス）は，<ruby>生命<rt>いのち</rt></ruby>に関わる，医療，生命科学，最先端医療，医学研究について，倫理問題を総合的に研究するために，20世紀後半に生まれた比較的新しい学問分野です．医学，医療，看護学，社会福祉学のみならず，社会学，心理学，文化人類学，社会思想史，法律学，経済学，経営学，宗教学，哲学，倫理学，神学など，幅広い学際的分野にわたるものです．どんな側面からアプローチされるにせよ，生命倫理は，生命の尊厳，人間の幸福を追求します．

　読者の皆さんは，実際の医療現場で，患者の健康と福祉の増進を目標に，さまざまな問題に取り組むことでしょう．本書がその一助となれば，筆者らの望外の喜びです．

2021年2月

　　　　　　　　　雪と虹の札幌から　　　　塩野　寛
　　　　　　　　　大雪山を望む旭川から　　清水惠子

初版 序

近年，医学の進歩に伴い，「ヒトの死」および「ヒトの生」に対して医学が介入しはじめた．前者では，「人工妊娠中絶」，「胎児診断による生死の選別」，「男女の生み分け」，「減数手術」などがあてはまる．後者では，「人工授精」，「体外受精」，「顕微授精」などがある．

医学が生命誕生や生を絶つことに手がとどくようになると，単に医学だけでは解決できない多くの問題が浮きぼりにされてきた．

たとえば，「ヒトはいつから人であるのか」，「人格をもった人とは何か」，「人格を失った人とは何か」，「生命の質に差をつけて良いのか」，「ヒトが生きているとは何か」，「ヒトの死とは何か」，「意識のない植物状態の患者は人格をもったヒトなのか」，「自分の意思で死を選びたい，延命治療はいらない」，など今まで論じられなかった心臓死，脳死，自然死，尊厳死，安楽死といった死にかかわる問題が山積みにされ出てきた．

日本人は，医師と患者の関係を見てもわかる通り，今までは「あうん」の呼吸でつきあうことを好む国民であり，欧米のように個人主義，合理主義は不得意な国民性であった．しかし，最近は患者の自己決定権の向上もあってインフォームド・コンセントをほどこした上での治療が全体にいきわたるようになってきた．

これらの気風をうけて，医学，医療，看護などの医療関係者に加えて，宗教学，哲学，倫理学，法律学，心理学，医療経済学，分子生物学の各分野の関係者が集まり生命倫理学としていろいろな角度から分析検討がすすめられるようになった．

医学部や看護学部の授業のなかにも生命倫理あるいはインフォーム
ド・コンセント論として登場するようになった.

　本書にかかれた生命倫理は，時代とともに変化していくため項目につ
いても内容についても十分なものとはいえないものであるが，現在私が
看護教育に使用しているものを中心にして記述をしてみた.

　また，広い分野をあつかうため自分の専門外については多くの本から
引用させていただいた．参考図書にあげて心から感謝の意を表します.

　本書を読んでいただき，御意見，御叱責いただければ，望外の喜びで
ある.

2000 年 11 月
雪でたわむナナカマドの実をながめながら

　　　　　　　　　　　　　　　　　　　　　　　　　塩野　寛

目　次

は じ め に

A 生命倫理の流れ

　近年，自然科学，特に医学領域においての進歩には目を見張るものがあります．生命科学の分野では，技術の進歩と相まって，臓器移植，生殖補助医療，遺伝子診断，遺伝子治療といった新しい医療技術が臨床応用されるようになってきました．

　これに伴い，新しい生命倫理に関する問題がもちあがってきました．例えば，脳死からの臓器移植では人工呼吸器の取り外し問題と絡めて死の判定の問題（脳死二元論），代理母，羊水診断に基づく選択的人工妊娠中絶，胎児の権利などの問題です．

　アメリカでは 1970 年代から，バイオエシックス bioethics に関する研究が盛んになりました．ギリシャ語で生命を意味するビオスと，倫理を意味するエシィケーを組み合わせたバイオエシックスは，医学・医療や生命科学に関わる倫理問題を幅広くとらえる学問分野です．

　研究が盛んになった歴史的背景の 1 つに，第 2 次世界大戦後のドイツで行われた戦争犯罪を裁くニュルンベルク裁判があります．戦時中のナチスによる残酷な人体実験が表面化し，医師の行為に対して市民から疑惑の目が向けられました．

　また，1930 年代から，タスキギー梅毒実験と呼ばれる，梅毒を治療しなかった場合の症状の進行を長期にわたり観察するという実験が，アメリカの黒人貧困層に対して行われました．この人体実験に対する反省から，研

究調査において被験者となる人間を保護するシステムの構築が検討されるようになりました.

　さらに,1975年にはアメリカで植物状態となった人の人工呼吸器を外す判断をめぐる,カレン・クウィンラン事件がありました（p.95参照）.パーティーに参加していた21歳のカレン・クウィンランは,強い酒と同時に精神安定薬を服用したことにより意識障害を起こし,搬送された病院で人工呼吸器がつけられ,経管栄養が開始されて,植物状態となりました.徐々に容態の悪くなるカレンの人工呼吸器を外してほしいという両親の訴えに対して,ニュージャージー州高等裁判所は人工呼吸器を外す権利は医師にあるとして認めませんでしたが,最高裁判所は,後見人である父親や医師の判断により人工呼吸器を取り外せる,という判決を下しました.当時の裁判は,世界で初めて尊厳死を正式に認めた判決として世界中に衝撃を与えました.

　アメリカでは,ベトナム戦争（1955～1975年）の経験から,反戦運動,環境汚染抗議運動,フェミニズム運動,消費者運動といった社会のうねりが起こり,人権侵害を市民が監視しなければならないという気運が盛り上がりました.その背景には権利意識の目覚めがあり,ともすれば上から目線で一方通行になりかねなかった医療の世界にも,患者の自己決定権が意識され始めたのです.

　そのような社会背景の中,1973年にアメリカ病院協会は,患者の諸権利を遵守することが効果的な医療,患者や医師,病院にとっての満足につながるものであるとして,12項目からなる「患者の権利章典」を発表しました.この中で,十分な説明を受け,患者自身で治療を選択できること,あらゆる情報を得ることができることなどが提示されました.

　そして,この患者の権利運動の影響に伴って,アメリカでは「がん告知」が比較的短期間に定着していきました.インフォームド・コンセント（説明に基づく同意または説明と同意）の始まりは,医師が患者に相談なく治療法を選択し,その結果が思わしくない場合,民事裁判となって医師側が敗訴し,数億円という莫大な賠償金のために医師生命が絶たれることへの保身もあったといえます.「がん告知」は,最初から患者の立場に立って行

われたというよりは，患者の権利意識である消費者運動の高まりと裁判事情が背景にあったのです．

　当初，医師もがんを告知することによる弊害を心配しましたが，患者の反応は予想に反していました．悲観して自殺するような人は皆無であるばかりか，告知後，さまざまな段階を経て，患者は残された人生を自分なりに精いっぱい生きる方向に歩み始める例が多いという事実が明らかになったのです．このような告知の背景には，アメリカ人の合理主義的なものの考え方があります．彼らが告知を望ましいとする理論的根拠には，以下の4点があります[1]．

①真実を知ることは，人格の尊厳と価値に関わる基本的人権であり，患者のこの権利に対して医師は告知の義務を負うという考え

②真実を告げることは，医師と患者の信頼関係の維持に必要という考え

③患者が自分の症状について，絶えず不信と疑惑を感じながら過ごすことは心理的に望ましくないという考え

④残り少ない人生を充実した密度の濃いものとするには，患者が自分自身の死期について知ることが不可欠であるという考え

　このような非常に合理的な思考がアメリカには存在する一方，日本では過去においてなかなか告知が進まない時期がありました．その理由としては，日米の文化的土壌の違いがあり，以下の4点が指摘されていました[2]．

①宗教的な問題：アメリカ社会は，大半がキリスト教文化を背景として比較的統一された死生観をもっています．治る見込みがないとなると，日本人と比較して，極めてあっさりと現世中心型指向から来世中心型指向に転向します．一方，日本人は無宗教の人が多く，死んだらすべてが終わりと考え，死の恐ろしさに取りつかれ，生きることに固執する傾向が強いのではないでしょうか．

②個人主義か否か：アメリカ社会では日頃から自分自身の人生観をはっきりさせ，それを推し進める意思をもつことがよしとされます．自分の病気の説明において，あやふやな点など許されないのです．しかし，日本人はむしろ，曖昧で不明瞭にしておくことを好む傾向がありました．

③医療体制の問題：アメリカでは，告知後の診療体制の中に，医師，精神

科医，カウンセラー，看護師，宗教家などのチーム医療が確立していましたが，日本では医師と看護師のみで対応していました．多職種によるケアが始まるのは，後になってからです．

④医療費の問題：日本の健康保険は皆保険制度であり，医療費の心配がほとんどありません．しかし，アメリカの健康保険制度では，経済的格差が直接医療格差となります．長期にわたる末期がんの治療は，家族に膨大な経済的負担がかかります．本人に真実を伝え，納得した上での治療打ち切りも現実問題となります．

　生と死に関わる生命倫理について，歴史，文化，国情が大きく異なるアメリカのバイオエシックス論を，そのまま日本にあてはめることはできないにしても，日本人として深く考え，日本にふさわしい生命倫理感をもつことが必要な時代が到来しています．

B　医師の倫理

　西洋医学の歴史を紐解くとき，古代ギリシャ時代のヒポクラテスの医術までさかのぼります．「医学の父」と称されるヒポクラテスは，医術を行う家系に生まれながら，それまでの呪術的医療とは異なる，科学的な医学の基礎を築きました．ヒポクラテスの没後に編さんされた「ヒポクラテス全集」のうち，医師の職業倫理を述べた誓文がヒポクラテスの誓い（付録1）です．この誓文に従って，当時の医師団は加入にあたっての集団内での相互扶助と，医術の知識を集団内で無償で授受することを義務づけると同時に，集団外に漏らすことを禁じています．この文書は医師の倫理綱領にあたり，治療に直接関わることには，自分の知識・能力の限りを尽くすこと，治療行為にあたって入り込まざるを得ない人間関係では，道徳的規範を守り，品性ある態度を取ることが求められています．この「誓い」は，医学教育において，現代まで語り継がれ，重視されています．そこに記された考えは二千年の時を経ても色褪せることはなく，現代の医療倫理の土台と

なっています．第2回世界医師会 World Medical Association（WMA）総会では，ヒポクラテスの誓いを現代の言葉に置き換えたジュネーブ宣言（1948年9月，付録2）が採択され，医師としてのあり方を示しています．

ジュネーブ宣言は，「医師の一人として，私は，人類への奉仕に自分の人生を捧げることを厳粛に誓う．私の患者の健康と安寧を私の第一の関心事とする．（中略）私は，私への信頼のゆえに知り得た患者の秘密を，たとえその死後においても尊重する．私は，良心と尊厳をもって，そして good medical practice に従って，私の専門職を実践する．私は，医師の名誉と高貴なる伝統を育む．私は，私の教師，同僚，および学生に，当然受けるべきである尊敬と感謝の念を捧げる．（中略）私は，自由と名誉にかけてこれらのことを厳粛に誓う」[3] と宣言しています．

日本でもかつて「医は仁術」であるといわれ，医道が唱えられたとき，このような医の倫理が尊ばれました．20世紀後半における医療倫理は，医師の患者への接し方に重点がおかれていたといえます．

さて，現在の医療行為は看護師を含むコ・メディカルとのチーム医療となっています．医師と患者の人間的ふれあいが重要であることに変わりないとはいえ，医療行為はチーム医療が中心となりました．

人の生死が主に自然にのみ委ねられていた時代には，医師の役割もわずかに人為を加えるだけのことであり，生命を生み出すため，あるいは人を永らえさせるため，最大の努力をすることが患者の利益と一致していました．しかし，現在は，目覚ましい医療の進歩によって，生命を人工呼吸器等で，人為的に維持することがある程度まで可能となり，安楽死や尊厳死の倫理的，法的妥当性を議論する時代になっています．人工妊娠中絶が認められるか否かについても，宗教との問題を含めて，世界中で賛否両論の激しい議論が続いています．

生死に人為的な操作を加えることが医学的に可能となったために，医療と社会規範との間に複雑な緊張関係が生じてきたのです．

C 看護の倫理

患者のベッドサイドで最も身近に働く看護師たちは，日常的に倫理的判断を行っています．近代看護の創始者であるナイチンゲールは，「看護は人間の生活に根ざしており，ゆえに，看護師は病気そのものを看護するのではなく，病人すなわち人間を看護するのである」[4]と述べています．アメリカ看護師協会では 1950 年に倫理綱領を作成し，国際看護師協会 International Council of Nurses（ICN）は 2012 年に「ICN 看護師の倫理綱領」を改定しました（付録3）．日本看護協会は 2003 年に「看護者の倫理綱領」を制定しています（付録4）．これらの倫理綱領に共通することは，「看護の基本的責任は，人々の健康の増進，疾病の予防，健康の回復を促すことであり，苦痛の緩和に関わることである」とされていることです．そして，人の生命の尊厳と権利の尊重が基盤となり，患者のプライバシー保護，各個人の価値観や習慣・信念の尊重，ケアニーズが阻害されないように保護することなどが記されています．倫理綱領はその他，これらを達成するための看護師としての実践のあり方，社会との関係，協働者との関係，看護専門職としてのあり方を述べています．

日本の看護業務は，保健師助産師看護師法によって定められており，大きく診療の補助と療養上の世話の 2 つに分類されています．

診療の補助

診療の補助は医学的治療と密接に関係し，医師が処方する治療に必要な処置や与薬などを実施し，それらによって生じる患者の状態の把握や対応を行うことになります．例えば，手術を行う場合，術前から患者の状態観察を継続的に行い，患者の心身の状態や外的環境を整えます．術後に患者の状態をモニターし，必要な処置を行いながら，微細な変化について，医師が診ることが必要か，このままの状態でよいかの判断を行うのも看護師です．

1980年代に入って，日本国内で「生命倫理」が社会的問題として浮き彫りにされ始めました．高度機能化する医療の中で生死を操作することへの危惧が生まれ，遺伝子操作や移植医療，終末期医療などに関わる生命の質の選択，死の回避，死の選択などの決断を誰かが行わなければならない状況が生じてきたのです．このような医学先行型の医療では，治療の選択によって起こってくる患者の状態の変化や生活の変化も急激であったり特殊なものであったりします．治療についての最新知識が取り入れられたときには，それと平行して，その治療を取り巻く看護ケアやその他の医療法についての最新知識，患者をケアする際の技術も必要となります．医療というシステムは医学のみで構成されているのではなく，多職種連携が重要です．そのため1つの領域の変化や新しいことの導入は，ともに働く他職種へ影響が出てきます．多職種連携がスムーズではない医療，例えば医学のみが先行した場合，患者にとって極めて不安定な状況をもたらすこととなります．移植医療，遺伝子治療などの先進医療には，十分に整った看護体制が，患者にとって重要となります．

療養上の世話

療養上の世話は，看護の独自機能とされています．病気や治療の影響で不自由さが生じている患者の生活を，どのような方法で援助したらよいかを判断し実行します．ときには情報の提供であったり，説明であったり，また直接的な援助であったりするのです．患者の自主性を守りながら，その人に合った生活の幅を広げたり，工夫したりしますが，治療方針の中で，必ずしも円滑に行えるとは限りません．病院内での患者の生活は治療を中心に動きます．これは，病院に入院する主目的が，疾病を治療し回復への道筋をつけることにあるので，仕方ないことであると患者自身も思っているかもしれません．しかし，入院生活の選択権は誰がもっているのでしょう．衣服・食事・活動・睡眠や安静といった基本的ニーズといわれている領域でも，病院に入院したら病院着を着たり，治療食ではないのに食事の内容や時間に制約があったり，また家庭では自分で決定し行動していたものが，病院の規則に則って行われていくのです．このルーティン化の現象

は，ややもすると，患者の生活のコントロールであり，情報提供の必要性を無視していく基盤をつくることになりかねません．

　看護している側が，患者はルーティンに則って行動するのが当然であると思い始めると，説明する必要性を見失いがちになります．患者は当然分かっているという発想が生まれます．生活だけではなく，治療処置などにも同様のことが起こり始めます．生活の決定権が患者から看護者あるいは医療者に移り，情報交換の機会が少なくなったり難しくなったりします．倫理問題を話すときに，生命の尊厳や人の価値観の尊重などが課題として出てきますが，終末期や患者の急変に直面したときだけに生じる課題ではなく，日常の中でその人らしく生活できるように援助することから始まります．

　日常の臨床場面で，看護師は「患者に病名や治療に関する十分な情報が伝わっていない」という倫理上の問題を感じることがあります．治療や病名については医師から患者に告げられ，その説明の場には看護師が同席します．そして，治療方法や処置，つまり，手術などに対するインフォームド・コンセントは，患者から医師に与えられます．しかし，説明の後で，ときに「何を言われたかよく覚えていない」「頭の中が真っ白になってしまった」など，患者側が医師からの説明を十分に理解していない場合もあります．こういった場合，同席した看護師が患者の理解を助けたり，問題のある場合は医師にその旨を伝えたりして，再び説明してもらうなどの調整役になることも，実際の医療現場では必要となります．

D　医療倫理の必要性

　医療行為の倫理は医療技術と表裏一体をなし，古くから存在しました．ヒポクラテスの誓いにも，「頼まれても死に導くような薬を与えない」という文章で生命の尊重がうたわれています．鬼手仏心という東洋のことわざは，外科手術は，鬼のように残酷にみえても，仏のような慈悲心に基づく

ものであることを表す言葉です．洋の東西を問わず，古くから倫理的配慮によって医療の方向づけが行われてきました．

昔の医療倫理は，何といっても生命の尊重であり，1分でも1秒でも命を永らえさせることが医療の原点でした．当時は，延命処置といってもそれほど有効な手段があったわけではなく，医療処置を尽くしたとして，やがては自然な死を迎えるため，延命に関する大きな倫理的問題は生じませんでした．

ところが，最近は生命維持装置の発達によって，植物状態の患者に対する長期の延命が可能となり，単なる延命行為に疑問が投げかけられ，生命の質を考える必要性が叫ばれるようになりました．

さらに臓器移植，胚移植，遺伝子操作などの高度な医療技術に伴って新しい倫理問題が浮上すると同時に，医療の主権者は医師ではなく患者本人であるという意識が定着してきました．

そのような流れの中，ヘルシンキ宣言（付録5），リスボン宣言（付録6）という，医療倫理の発展にとって重要な2つの宣言が発せられました．「人間を対象とする医学研究の倫理的原則」を正式名称とするヘルシンキ宣言は，1964年6月にフィンランドの首都ヘルシンキで開催された第18回世界医師会総会で採択された研究倫理綱領です．背景には，第2次世界大戦中のナチスによる人体実験への反省から，1947年にまとめられたニュルンベルク綱領があり，医学研究における倫理原則として，2013年10月の最新版まで修正を重ねてきました．患者・被験者の健康・福利・権利を向上させ守ること，社会的弱者グループ・個人の保護，インフォームド・コンセントを与える能力がある個人の参加は自発的であること，インフォームド・コンセントを与える能力がない被験者の場合は法定代理人から得ること，倫理委員会を設置すること，基礎研究を経て行う研究であること，環境への影響を最小限にすることなどを，医学研究者が遵守すべき倫理原則としています．宣言は主に医師を対象とし，医師以外の人々に対しても諸原則の採用を勧めています．特定できる人間由来の試料，データも保護の対象です[5]．

一方，リスボン宣言は「患者の権利に関するWMAリスボン宣言」が正

式名称です．1981 年 9 月に，ポルトガルのリスボンで開催された第 34 回世界医師会総会で採択され，その後修正を受けて，現在は 2005 年 10 月に編集されたものが最新です．患者の権利として，良質の医療を受けること，選択の自由，自己決定権，意識喪失者の代理人，法的無能力者の代理人，患者の意思に反する処置の例外的事例，情報，守秘義務，健康教育を受けること，尊厳に対する権利，宗教的支援に対する権利が，うたわれています[6]．

　いずれにしても，生命の尊厳を至上命題として，ひたすら患者のためという想いを抱いて医療を行えばよしとされた時代は過ぎ去りました．新しい医療倫理を求めて前進しなければならない時代を迎えたのです．

E　現代の医療倫理

　アメリカでは長い歴史をもつ医療倫理問題は，ここ四半世紀の間に日本でも活発に議論され，社会に定着しつつあります．社会的合意として定着してきているいくつかの問題について考えてみましょう．

　第一は，自己決定権の問題です．意識がはっきりしていて通常の判断力のある患者が医療処置の目的や内容について十分な説明を受けた後に，自分の意思でこれに同意，あるいは反対に拒否する権利を有するという考え方は，欧米はもとより，日本でもすでに常識化しています．では，治癒の望みのない末期の患者が，延命処置でしかない治療を拒否して，安らかな死を求めた場合，どのように対処すべきなのでしょうか．アメリカでは，結果的には患者の意思が是認される場合が少なくなく，最終的には裁判所の判断を待つケースもみられます．

　第二は，親権者および代諾者の決定権に関わる問題です．例えば，植物状態の患者や高度の重複奇形を伴った子どもに対する人工呼吸器の装着，完全静脈栄養などを親権者および代諾者が望まない場合や，十二指腸閉塞を伴うダウン症候群患児の手術を親が承諾しないときなど，倫理的観点か

ら日本ではどのような決定をしたらよいのでしょうか. また, 宗教的輸血拒否に関する問題も, 同じく親権者および代諾者の決定権に関わる問題です. これらに関しては, さまざまな学会よりガイドラインが示されています. 患者が未成年者の場合, 親権者の意思よりも人道上の意思決定が優先される場合もあります.

　第三は, 一, 二に述べた自己決定権や親権者および代諾者の決定権を行使するための前提となるインフォームド・コンセントです. つい四半世紀前まで, 日本では診療の内容に関して, 「由らしむべし, 知らしむべからず」といった態度を取る医師が少なくなかったようです. また, 顔をみせただけで安心してもらえる医師, 知らせなくとも信頼される医師となることを理想とする考え方も昔はありました. しかし, 社会における価値観は, 時代とともに変化していきます. 医療内容についての最終決定権は, 患者本人もしくはその親権者にあるとする場合, その意思決定を行う前提として, 病名や病因, 検査の目的, 治療の方法などについて, あらかじめ十分な情報を得る必要があります. したがって医師には, これらについて必要十分な情報を知らせる義務があり, 患者や家族には知る権利があることになります.

　医師に知らせる義務があり, 十分な説明を受けた上で患者が同意を与える (医師は同意を得る) というインフォームド・コンセントの概念は, アメリカでは定着して長い歴史があります. インフォームド・コンセントが患者の当然の権利となった今日でも, 昔から「あうんの呼吸」になじんできた日本では, 救命の可能性の少ない病気について, 本人に真実を知らせるべきか否か, 知らせるとすればいかなる方法や手順がよいかといった問題は, 担当医師や患者の家族を悩ませています.

　第四に, 自己決定権, 親権者の決定権に関連したもう1つの問題として, 生命の質の問題があります. 単なる延命中断を求める患者や家族は「人間らしい生活をすることができないならば, ただ命だけを永らえることを希望しない」と言って, 治療中断を希望することがあります. 尊厳死の問題です.

　第五は, 医療費・医療資源の公正利用の問題です. この問題は, 高価な

血液製剤を特定の患者に多用することの是非を論じられたことに始まります．臓器移植医療では，少ないドナーの臓器をどのように公平に分配するのかという問題が生じます．この問題を受け，2010 年に親族への優先的移植を含む新たな改正臓器移植法が施行されました（p.68 参照）．

　第六は，開発途上の新しい医療技術の適用についてです．これについては慎重な配慮が必要になります．患者の利益が最優先に考慮され，学問的・社会的要請を次にする配慮が求められます．

F　医療倫理の今後

　医療倫理については，社会における価値観の変遷に伴い，医療者や患者が常に考え直さなければならない時代が来ていますが，医療はこうあるべきという結論をすぐに導き出すことは極めて困難です．倫理的判断は各人の思想的背景によって千差万別ですし，急速な医学の進歩に伴って新しい問題が次から次へと浮かび上がってきています．そのような状況下では，まず第一に医療倫理のみならず広く生命倫理に関する教育が，医学・看護教育の中で十分に定着し，倫理的判断のできる，医師，看護師が巣立っていくことが大切です．

　第二は，倫理的判断を求められるケースに対して明確な判定を行うことのできる第三者機関が十分に機能する必要があります．現在，医科系大学，公立病院には，倫理審査委員会・治験審査委員会が設置されています．

　第三は，医療を受ける側（患者やその家族）と医療チームの各構成員が，十分なコミュニケーションを取り，問題解決を図ることが大切です．これは，いつの時代にも変わることはありません．

　以前は神秘とされていた生命現象が科学的に解明され，医療技術の進歩に伴い臓器移植によって命をつないだり，夫婦が自分たちの遺伝的な子どもを他人に出産してもらったりすることが可能となる一方で，新たな倫理的，法的課題が数多く提起されるようになってきました．

　これらの問題に，過去の歴史を踏まえ，理論と原則をもって取り組むことが，これからの医療倫理には常に求められています．

文　献

1) アルフォンス・デーケン：キリスト教の立場から．新しい生命倫理を求めて．p.19-20, 北樹出版，1989.
2) 小松奈美子：医療倫理の扉―生と死をめぐって―．p.35-36, 北樹出版，2012.
3) 世界医師会：WMA ジュネーブ宣言．日本医師会訳．
　　https://www.med.or.jp/doctor/international/wma/geneva.html（2021 年 3 月 2 日閲覧）
4) フロレンス・ナイチンゲール：病人の看護と健康を守る看護．ナイチンゲール著作集．第 2巻．薄井坦子，田村真，小玉香津子，他訳，湯槇ます監，p.125-126, 現代社．
5) 世界医師会：ヘルシンキ宣言．日本医師会訳．
　　http://www.med.or.jp/doctor/international/wma/helsinki.html（2020 年 9 月 24 日閲覧）
6) 世界医師会：患者の権利に関する WMA リスボン宣言．日本医師会訳．
　　https://www.med.or.jp/doctor/international/wma/lisbon.html（2020 年 9 月 24 日閲覧）

第 1 章

生命への医学の介入

A 生命への介入の歴史と問題点
―医学的進歩（生殖技術，再生医療）と課題―

　かつては，生命は神が司るものであり，人が生命を操作することは神への冒涜であると考えられました．しかし，科学の進歩に伴って生命の神秘性は次第にそのベールを脱ぎ，科学的に解明されてきました．生命誕生については，人工授精，体外受精に加え，胎児診断による障害の有無，性別による選別出産が可能な時代となりました．

　脳幹の機能が失われると，やがて心臓が停止し，死亡宣告がされます（心臓死）．生命維持装置の発達によって，脳の全機能が停止しても人工的に延命して脳死という状態となり，脳死による臓器移植医療が可能となりました．

　意識が戻らない状態で何年も生存している植物状態の患者がいます．このような生き方が人間としての尊厳ある生き方なのか，延命治療を中止し死期を自然に任せることが尊厳ある生き方ではないかという尊厳死の考え方があり，生命の終焉が法的に正当化されている国もあります．

生命倫理と法

　生命現象に手を加えることは，人の意思によって生命を左右することになります．生命の誕生から終焉までを人の意思に委ねる場合，生命に質的な差が生じ，弱き者，無用な者は社会から切り捨てられて当然であるという思想が生じるかもしれません．

　歴史的に，生命の質を問題として大量虐殺への道を突き進んだのは，ナチスの優生政策でした．ナチスの安楽死計画は，精神病者ら社会的に弱い立場の人たちを生存に値しない生命として社会から抹殺すること，つまり殺害することを正当化しました．

　先端医療による生命への介入は，多かれ少なかれ生命の質の選定に結びつきます．これを防ぐために，法律等による慎重な対応が必要です．

　個人は，みな平等に保護されるという原理からすれば，国民一人ひとりの生命は，老幼男女を問わず，あるいは富や能力のいかんに関わりなく，平等に保護されなければなりません．法律上，人はこの世に生を享けてから死に至るまで，その生命は平等に保護されるという前提にあります．先端医療で生じる生命倫理の問題は，常に妥当な法律で見守られることになります．

生命倫理の2つの考え方

　生命倫理とは，「人間の良心に基づいてつくりだされた，生命に対する社会的な行動基準（規範）」[1]であり，大きく2つの立場があるといわれています．1つは宗教的生命倫理であり，神が与えた生命の絶対的尊厳を説き，生命への介入，生命に対するあらゆる操作を一切否定する立場とされています．もう1つは，生命の価値を個人の幸福の次元でとらえようとする考え方で，功利主義的生命倫理といわれています．この立場では，家族や社会の幸福のためには胎児診断や遺伝病スクリーニングを認めることになります．

　この2つの生命観は，キリスト教を土壌とした欧米的な精神的風土

のもとで培われましたが，わが国はキリスト教の影響が小さいためか，論じられることはあまりありませんでした．特に日本人は，生死といった深刻な問題に関しては，議論を避けようとする傾向が強かったといえます．

B　生殖医療 —生殖補助医療と私たち—

生まれてくる子の性別を選べるとしたら，どうするでしょう．生殖補助医療について学びましょう．

生殖補助医療

生殖補助医療とは，英語では ART（assisted reproductive technology）と呼ばれ，人工授精や体外受精など，妊娠と出産に関わる医療技術を示します．日本学術会議による定義は「不妊症の診断，治療において実施される人工授精，体外受精・胚移植，顕微授精，凍結胚，卵管鏡下卵管形成などの，専門的であり，かつ特殊な医療技術の総称」とされています[2]．

生殖補助医療は，何らかの理由で自然に妊娠し出産することが困難なカップルを助けたり，胎児に異常があることを早期に発見したりするために生み出された技術です．

1. 人工授精

人工授精 artificial insemination とは，性交によらずに，男性の精子を採取して女性の胎内に注入し，卵子に受精させて受胎させる方法です．この場合，配偶者（夫）の精子を用いた人工授精 artificial insemination with husband's semen（AIH）と非配偶者（夫以外の男性）の精子を用いた方法 artificial insemination with donor's semen（非配偶者間人工授精，AID）があります（表1-1）．

表1-1　人工的生殖の可能なパターン

		卵子		精子		受精	妊娠・出産	初出産例など
		妻	第三者	夫	第三者			
人工授精	配偶者間（AIH）	○		○		妻の胎内	妻	18世紀後半イギリス
	非配偶者間（AID）	○			○	妻の胎内	妻	1884年アメリカ
	代理出産		○	○		第三者の胎内	第三者	サロゲートマザー，代理母
		○		○		第三者の胎内	第三者	ホストマザー，借り腹
	受精卵（胚）の移植		○	○		第三者の胎内	妻	1984年アメリカ，いわゆる「借り卵」
			○		○	第三者の胎内	妻	第三者の受精卵（胚）の移植
体外受精	配偶者間	○		○		試験管内	妻	1978年イギリス
	代理出産		○	○		試験管内	第三者	サロゲートマザー，代理母
		○		○		試験管内	第三者	ホストマザー，借り腹
		○			○	試験管内	第三者	「借り精子」＋「借り腹」
			○		○	試験管内	第三者	第三者の受精卵（胚）の移植
	卵子の提供		○	○		試験管内	妻	1984年オーストラリア，いわゆる「借り卵」
	精子の提供	○			○	試験管内	妻	非配偶者間（AIDの一種）
	受精卵（胚）の提供		○		○	試験管内	妻	第三者の受精卵（胚）の移植

歴史と現状

　18世紀後半，イギリスのジョン・ハンターが尿道下裂に悩む裕福な商人の精子を妻の腟内に入れて成功したのが最初です．他人の精子を用いた最初の人工授精（AID）は，1884年にアメリカ，フィラデルフィアのウィリアム・パンコーストが行いました．彼は重症不妊症の治療に，温厚な容貌の学生を精子の提供者に選びましたが，不思議なことに，生まれた男の子は不妊症の父親に似ていたといいます．その後，20世紀を迎え，AIDはヨーロッパに広まりました．

　日本では戦後，慶應義塾大学医学部産婦人科学の安藤画一教授が人工授精の研究を進め，1949年に最初の女児の分娩が報告されています．1958年に同大学の飯塚理八教授が凍結融解精子を用いた人工授精に初めて成功しました．AID児の法律的な問題に関しては，安藤教授と法学部の小池隆一教授のグループが合同の研究を進め，民法第772条第1項「妻が婚姻中に懐胎した子は，夫の子と推定する」という形で結論を出しました．

　わが国では1949年以来，約1～2万人のAID児が生まれ，2009年から2016年までに756人が生まれています．慶應義塾大学でのケースが多く，流産率は凍結精子による妊娠で16%，新鮮精子による妊娠では13%とされます．子どもの追跡調査ではAID児の身長，体重の発育は平均と比較して差はなく，発育指数，知能指数，小中学校の成績にも差がありません．

人工授精の適応

AIH：基本的に男性不妊の治療として用いられます．適応として，①性交機能の異常（尿道下裂，勃起不全など），②射精機能の異常（逆行性射精，糖尿病，骨盤手術など），③精子減少症，④精子子宮頸管進入障害，⑤原因不明不妊などがあります．原因不明不妊が最も多く，女性の排卵誘発法と組み合わせて実施されることが多いとされます．

AID：他の方法で妊娠の可能性のない不妊に限定されています．絶対的男性不妊は，3回の精子検査，ホルモン検査，精巣生検，遺伝的疾患の既往調査を行った上で判定されます．

非配偶者間人工授精 (AID)

　提供精子を用いた AID で生まれてきた子どもの父親と，遺伝上の父親は違います．AID により生まれた子どもとその親の間に生じる問題については，法整備が進められていますが，AID 実施にあたっての基準を明確にする必要があります．

　日本産科婦人科学会の倫理委員会から，「提供精子を用いた人工授精に関する見解」[3]という声明が発表されています．この声明では，AID は不妊治療として行われる医療行為で，倫理的・法的・社会的基盤に十分配慮して実施することとされ，AID 以外の医療行為によっては妊娠の可能性がない場合に行うこと，法的に婚姻している夫婦であること，インフォームド・コンセントの実施，プライバシーの尊重，凍結保存精子の使用，同一の精子提供者からの出生児数の制限，精子提供者の匿名性の保持と記録の保存，営利目的の禁止などの条件を課しています．

人工授精と倫理

a. 姦通罪にならないか

　日本の刑法では姦通罪はすでに廃止されていますから問題となりませんが，AID では夫以外の男性の精子を使うので，姦通罪が存在する国では問題となるかもしれません．イタリアでは婚姻外の生殖行為は姦通にあたりますが，夫が同意している場合は否定されています．また，ほとんどの場合，AID で生まれたことを両親が子どもに話さないといいます．子どもの多くは父親に似ていないことから自らの出生に疑問を抱き，外国の調査では，自分は母の姦通の結果生まれたのではないかと考える例が30%にのぼるといわれています．

b. 文書偽造

　夫の子でないのに夫の子として出生届を出すわけですから，文書偽造罪が懸念されます．出生届の書類は私文書で，仮に虚偽の内容を記載しても，それ自体は犯罪になりません．私文書に嘘の記載をした場合，医師の作成する虚偽診断書だけが犯罪となります（刑法第160条）．私人の申告に基づいて公務員が作成する文書（戸籍簿）の記載内容が事実であることを確

保するために，公正証書原本不実記載等罪（刑法第 157 条）があります．

　本当は親ではないのに夫の子（つまり嫡出子）として届け出るのは虚偽の申告にあたるのではないかとの考えもありますが，民法第 772 条にあるように妻の懐胎した子は夫の子と推定され，夫が否定しない限り，そのまま夫婦間の嫡出子として確定されるので，夫が同意している限りは「虚偽の申告」となりません．

　AID が実施されて半世紀以上を経て，約 1〜2 万人の AID 児が生まれていますが，これまでに父であることを否認して争われたケースはほとんどありません．

　将来も引き続き争いがないという保証はありませんから，日本でも AID によって生まれた子どもの地位を安定させるために立法化を図る必要があるでしょう．

c. 暴行ないし傷害罪にならないか

　刑法上では，暴行や傷害とは，殴る，蹴るといった行為だけでなく，およそ人に対して不法に物理力を加える場合すべてを含みます．精子を卵管に送り込むのは暴行，その結果妊娠すれば人の身体の生理機能ないし外観を変えることになるので傷害罪（刑法第 204 条）が成立することになります．しかし，これらは不法に，すなわち相手方の同意なく行った場合に成立しますから，人工授精の場合にはあてはまりません．

d. 親の利益と子どもの保護

　AIH では完全に夫の子ですから問題は起きません．

　AID では，婚姻中の妻が分娩した子は戸籍に夫の子として記載されます．子の出生を知ったときから 1 年以内に夫が自分の子でないとする訴えを起こさない限り，永久に嫡出子として認められます．しかし，嫡出否認の期間，つまり子の出生を知ったときから 1 年以内であれば嫡出性を否認できることになり，私生児となってしまいます．日本では夫の同意を得た上で AID を行うので通常はこの問題は生じません．

e. 独身女性の人工授精

　アメリカでは，独身女性が検査およびカウンセリングを受けた後で AID の治療対象となっています．日本においては，前述したように日本産科婦

人科学会の「提供精子を用いた人工授精に関する見解」で生殖医療技術の実施は法的に婚姻している夫婦に限るとされています[3].

f. 生前の夫の精子による AIH と出生届

関西のある医院で生前の夫の精子による人工授精を受けた女性が，2002年2月，出産のために別の病院を受診しました．医師は「夫婦でもこのようなケースは疑問がある」と説明しましたが，すでにこの女性は妊娠26週に入っており，出産を強く希望したことにより5月に無事男児を出産しました．

2003年4月に病院を訪れ，父親の死後認知を求める裁判を行うために必要な書類を求めました．この女性は当初市役所に「夫婦の嫡出子」として出生届を出しましたが，民法上，夫が死亡し夫婦関係が消滅して300日以上経過していたことにより市役所は「不受理」としました．

この裁判は最高裁まで判断が求められましたが不受理の判断は変わらず，女性は父親の欄を空欄にしたまま出生届を出すこととなりました．

g. 人工授精―HIV 感染の夫の精子からウイルス除去後―

鳥取大学医学部産科婦人科学の原田省講師（当時）らは，血友病治療の非加熱血液製剤でヒト免疫不全ウイルス（HIV）に感染した20歳代の夫の精子からウイルスを除去して妻の胎内に注入する人工授精を成功させました．

同大倫理委員会は，①二次感染の危険がまったくゼロではないことを納得してもらう，②妻の妊娠希望を厳密に確認する，③万一感染した場合には専門医と協力して対応する，などを条件に承認しました．

治療の方法は，夫の精子からウイルスを除去し，除去したものの中から活発な精子を選別しました．この段階での感染確率は4,000分の1以下となります．さらに精液中に残るウイルス数を調べ，存在しなかったために人工授精に踏み切ったのです．

イタリアでは，現在までに同様の方法で2,000例以上実施されています．

h. 出自を知る権利の法制化

2003年4月，厚労省・生殖補助医療部会で「精子・卵子・胚の提供による生殖補助医療の整備」を目標に「AIDで生まれた子どもの福祉」を取り

上げ，「出自を知る権利」つまり「“親は誰か”を知る権利」を保障しました．これまで人工授精は匿名の提供を原則とし，提供者を保護し，生まれた子どもと遺伝上の親（精子提供者）との関係は「匿名性」の上で成り立ってきました．

しかし，世界中で「父親不明児」の「親探し」が問題化しました．日本でも生殖補助医療部会では，親（提供者）の個人情報を開示請求する権利を15歳以上の子どもに認めています．親子の間にAIDという医療が存在するのは事実であり，それを伝えるのは難しいことですが，隠しているのは正しいかどうか疑問があり，親は苦悩します．一方，秘密裏に出生の事実を知るときの苦しみ，遺伝上の親が誰かを知りえない苦しみ，子もまた苦悩することになります．苦悩の中で親子が孤立しないように，法律を整え，事実が伝えられて親子関係が守られるための法制化が求められています．

i. 同性のカップルをめぐる問題

AIDを行うことにより，女性同士のカップルが子どもをもつことが可能になります．日本では，生殖補助医療に関して法整備が十分ではないため，さらなる議論が必要です．

2. 体外受精

体外受精（表1-1）は，精子の数が極端に少ない場合や，卵管や子宮，免疫的問題で，排卵が自然に行われない場合，2年以上の原因不明の不妊などに適応されます．取り出した精子と卵子を試験管内（体外）で受精させ，受精卵（胚）をホルモンによって着床準備が整えられた子宮内に移植して着床させます．以前は，受精の際に試験管を使うので，「試験管ベビー test tube baby」と呼ばれた時代がありました．

この治療では，排卵期に合わせて経腟的に採卵し，体外で受精に成功した受精卵を子宮内に着床させますが，女性の負担が大きいものです．1回の体外受精で妊娠にまで至る確率は低いため，平均数回以上試みられることが多く，上限回数が定められています．

体外受精は1978年，イギリスのステプトーとエドワーズによって初め

て成功しました．日本では 1983 年に，東北大学医学部産婦人科鈴木雅洲
教授が行っています．これまで世界で推計 500 万人の子どもが誕生しまし
た．日本産科婦人科学会によると，国内では年間約 54,000 人以上が生ま
れています．

卵子の提供 ovum donation，受精卵（胚）の提供 embryo donation

　卵巣に器質的・機能的障害がある場合，また遺伝的問題がある場合に，
第三者から卵子や受精卵の提供を受けて出産しようとするものです．

　卵子の提供を受ける場合には，他人より卵子の提供を受け，夫の精子と
ともに体外受精を行い，妻の子宮内に移植して妊娠させる方法で，遺伝的
には妻の子ではないが，夫の子を宿し出産することになります．

　受精卵の提供は，卵子も精子も遺伝的には自分たち夫婦の子どもであり
ませんが，妻が出産することになります．後述のホストマザーに似ていま
すが異なります．この場合には産んだ人が母親であり，その夫が父親とし
て妊娠分娩した例が多く報告されており，倫理的な問題は別として，法律
的，産科的には問題が生じないようです．

3. 顕微授精

　人工授精や体外受精の臨床応用で女性不妊の治療法は大きく進歩しまし
た．一方，男性不妊の場合，単に精子の数や運動率の問題ではなく，その
多くが精子の機能障害を伴っています．男性の妊孕性にとって最も重要な
のは，精子の受精能力とされます．精子に受精能力がなければ妊娠は不可
能ですし，能力が極端に低ければ妊娠はほとんど期待できず，体外受精を
行っても受精する可能性は極めて小さくなります．しかし，顕微授精の登
場によって，男性不妊の治療は大きく変わりました．中でも，1 個の精子
を卵細胞内に注入する卵細胞質内精子注入法 intracytoplasmic sperm in-
jection（ICSI）の成績は素晴らしく，受精率，妊娠率とも通常の体外受精
と同じか，それ以上といわれています．そして，日本で行われている体外
受精・胚移植の年間件数の大部分は顕微授精であるといわれています[4]．

顕微授精の倫理

　元来受精能力の低い精子のため，選択した精子に異常がないかどうかという問題が残ります．異常精子の卵子内注入による異常児の出産の可能性は常に考えられるのです．正常男子でも，約9％の精子は染色体異常を伴っているといわれています[4]．染色体レベルで精子の正常性を診断し，かつ選別することが倫理上の課題となっています．

　日本産科婦人科学会は，男性不妊や受精障害など，顕微受精以外の治療によっては妊娠の可能性がないか極めて低いと判断される夫婦のみを対象とし，十分なインフォームド・コンセントを被実施者夫婦から得ることを推奨しています[5]．

4. 代理出産

　不妊治療をしても，子どもを授かることができなかった場合には，代理出産（代理懐胎）という選択肢があります．

代理母

　代理母とは，夫婦間で子に恵まれない場合，他人に産んでもらうという形態で，大きく分けて2つあります．

a. サロゲートマザー surrogate mother

　妻に何らかの原因があり妊娠できない場合，第三者の女性の子宮内に，夫の精液を注入して妊娠する方法です．卵子および子宮は代理母のものを借ります．遺伝的には夫の子ですが，妻の遺伝子は継承していません．

b. ホストマザー host mother，借り腹

　妻の子宮に問題があって妊娠できない場合，妻の卵子と夫の精子とで体外受精を行い，受精卵を第三者の子宮内に着床させて妊娠させる方法です．第三者の子宮のみを借りますから，遺伝的には依頼した夫婦の子です．

　以上を希望する例としては，①先天性の子宮欠損症，②後天的に子宮摘出を受けた場合，③卵巣機能の低下や卵巣を摘出した場合，④放射線療法や抗がん薬投与を受け，卵巣や子宮に問題がある場合，⑤遺伝的な問題が

妻にある場合などが考えられます.

日本不妊学会（現日本生殖医学会）では，1992 年，「『代理母』の問題についての理事見解」を発表し，①医学的適応と社会的，倫理的妥当性との間に認識の差がある，②本法は婚姻関係以外の受精・妊娠・出産であるため，ホストマザー等の受精・妊娠・出産に際して医学的リスクや，社会的，心理的問題点に関しての議論を尽くす必要がある．③法的解決にもさまざまな意見がある，④本法の実施に際し，第三者による金銭の授受が介在する可能性がある，などから社会的，倫理的，法律的要素が大きく，その実施について明確な結論を得るに至らなかったとしています[6].

世界では代理出産を禁止する国と容認する国とがあり，現在，日本では代理出産は公的には認められていません．しかし，制限する法律もないため，代理出産をめぐってはさまざまな問題が起きています．現実には，お金をかけてアメリカやロシアなどへ渡り代理出産を依頼している例が多数認められています.

日本産科婦人科学会の見解

日本産科婦人科学会の倫理委員会は代理懐胎（代理出産）について長年協議を重ねてきました．その結果を要約してみます[7].

ホストマザーがサロゲートマザーよりも社会的容認度が高いという調査結果は存在しますが，両者ともに倫理的・法律的・社会的・医学的な多くの問題をはらむ点では共通しています．そして，代理懐胎の実施は認められないとし，対価の授受があっても（商業化），なくても（ボランティア），日本産科婦人科学会会員は，代理出産のための生殖補助医療を実施したり，斡旋したりしてはいけないとしています．その理由は以下の 4 つにまとめられています.

①生まれてくる子の福祉を最優先すべきである
②代理懐胎は身体的危険性・精神的負担を伴う
③家族関係を複雑にする
④代理懐胎契約は倫理的に社会全体が容認していると認められない

国の対応

　代理出産など第三者の関わる生殖技術について，日本産科婦人科学会等では自主規制されてきましたが，学会の会告に反して医療行為を行う医師も出てきました．これを受けて，2003年に厚生労働省は，代理出産は禁止すべきとする報告書を提出しました．しかし，一部の女性国会議員の反対もあって，法制化はされませんでした．代理出産が社会で注目され，そのあり方を明確にすべきという議論が高まると，2006年当時の厚生労働大臣は，代理出産禁止を見直す可能性を示唆しました．同年に厚生労働省・法務省の依頼を受けた日本学術会議は，2008年に代理出産に関する報告をまとめました．その報告の中で，「原則禁止することがのぞましい」としつつも「試行的実施（臨床試験）は考慮されてよい」という提言を発表しました[2]．その後の法的整備の流れは，2014年に自民党のプロジェクトチームが作成した，代理出産と卵子提供を可能とする「生殖補助医療法案」から始まりました．2015年には，自民党の法務部会と厚生労働部会などの合同会議で特例法案の骨子が了承され，2016年には，法案骨子に基づいた民法特例法案も了承されました．このように検討は進められているものの，その後も法案提出には至っていません．

代理出産を禁止している国と容認する国

　代理出産が法的に認められていない国は，日本のほか，フランス，イタリア，ドイツ，スイス，スウェーデン，中国，韓国などがあります．イギリス，アメリカの一部の州，イスラエル，デンマーク，ギリシャ，ルクセンブルク，ロシア，アルゼンチン，ブラジル，インド，ニュージーランド，ベトナム，台湾などは，部分的にまたは全面的に代理出産を容認しています．代理出産についての法律は国によって異なり，その内容も違います．

日本における代理出産の現状と問題点

　日本国内では，現在も代理出産についての議論が続いており，法制化には至っていません．一方で，お金を払えば，年齢や性別に関係なく，誰でも代理出産を依頼することは可能で，海外で代理出産を行う日本人は少な

くありません．1990 年には，4 組の日本人夫婦がアメリカで代理出産によって子どもを得た事例が明らかになりました．1991 年，アメリカでの代理出産を斡旋する「代理出産情報センター」が設立され，外国での代理出産を選択することが普及していきました．ここで主張されたアメリカ流代理出産論は，代理母となる女性たちは人助けとしてその役割を担い，人々は代理出産という科学の恩恵を受けるべきで，代理母は必要というものでした．

a. ベビーマンジ事件

ある日本人夫婦がインド人女性に代理出産を依頼し，夫の精子と第三者の卵子を受精させ，インド人女性に移植しました．2008 年，代理出産でマンジちゃん（女児）が誕生しましたが，生まれる 1 ヵ月前に依頼した日本人夫婦が離婚し，妻は引き取りを拒否しました．日本の現行法では，出産した女性が子どもの母親であるとされます．この分娩主義によって，日本政府は妻と女児の間に民法上の親子関係が認定できないとし，女児の日本パスポートの発行を拒否しました．インドでは独身男性は女児と養子縁組を結ぶことができない上，代理出産で生まれた子どもは依頼人の子となり，代理母との親子関係は成立しないとされています．インド政府は依頼した日本人の子どもである女児にインドのパスポートを発行することを認めませんでした．女児は，どちらの国からも国籍を認められずに，インド最高裁判決を受けて，日本までの一時有効の通行許可書が発行されるまで，インドから出国できませんでした．

この事件により，各国の法律の相違から，国境を越えた代理出産で生まれた子どもの法的地位はとても不安定であるという問題点が明らかとなりました．そして，代理出産は，依頼人と代理母間の問題にとどまらず，国際問題にもなりうるという現実が示されました．

b. 孫を代理出産

2006 年，50 歳代後半の閉経後の女性が，子宮を摘出して子どもを産めなくなった自分の娘夫婦の受精卵で代理出産しました．生まれた子どもは，女性の子として届け出された後，娘夫婦と養子縁組されました．代理出産を手がけた長野県下諏訪町の根津八紘医師は「親子愛のもとで行われる実

母による代理出産は，子どもの引き渡し拒否や補償などもなく（姉妹間，第三者による代理出産と比べ），一番問題が起こりにくい」としています．

　祖母が孫を産む形の代理出産は，アメリカ，イギリスでの実施例はありますが，国内では初めてでした．

c. 代理出産の戸籍

　あるタレント夫妻は，アメリカ人女性の代理出産で子どもを授かりました．妻は妊娠時に子宮頸がんが見つかり，子宮を全摘出していたため，夫妻の受精卵をアメリカ人代理母の子宮に着床させて出産してもらう代理出産を選択したのです．アメリカでは代理出産が認められていますが，日本ではその法制度がなく，アメリカ生まれの双子はアメリカ国籍となりました．出産した女性を母とする日本の法律では，実母はホストマザーのアメリカ人女性となり，子どもはアメリカのパスポートで日本に入国しました．しかし，ネバダ州で発行された出生証明書には，夫妻の実子であることが記載されています．夫妻は，父母の欄に自分たちの氏名を記した日本の出生届を自治体に提出しましたが，妻が出産していないことから嫡出親子関係が認められないとして，この届けを受理しませんでした．出生届の受理については，東京家裁，東京高裁，法務省，最高裁で扱われ，最高裁第二小法廷でも出生届の受理は認められませんでした．判決に際して第二小法廷は，代理出産は公知の事実で，民法（明治時代に制定）の想定していない事態であるとし，遺伝的なつながりのある子をもちたいという真摯な希望と，他の女性に出産を依頼することについての社会一般の倫理的感情を踏まえ，立法による速やかな対応が強く望まれると，早急な法的整備の重要性を指摘しました．また，「特別養子縁組を成立させる余地は十分にある」との補足意見を発表しています．

　日本の民法では，分娩した女性が子どもの母親となります．海外で代理出産により誕生した子どもを日本で家族として迎え入れるには，「特別養子縁組制度」を利用することとなりますが，戸籍上は実子ではなく養子です．日本では，受精卵提供による体外受精よりも，海外での代理出産のほうが増えるかもしれません．代理出産については，法的整備を含めて，社会の問題として十分に議論を進めていく必要があります．

d. 代理出産の抱える問題

実態は不明ですが，日本では代理出産による子どもは実子と認められないため，夫婦で海外に渡り，代理出産の後に帰国して，実子として届け出ているケースもありえます．

海外では，金銭授受も代理出産の問題の1つとみなされています．先進国では高額であるのに対して，発展途上国では比較的安価に代理出産を依頼できます．近年，発展途上国で代理出産を依頼する日本人夫婦が増えているといわれています．発展途上国においては，代理母によって得られる収入は大きく，家族の生活のために自分の体を提供しようと考える代理母が少なくありません．その背景には貧困の問題があります．代理出産には，さまざまな問題が含まれていますが，今後も，子どもを授かりたいという思いで海外に渡る日本人夫婦は増え続けるでしょう．

2020年に，第三者から精子や卵子の提供を受けて生まれた子どもの親子関係を民法で特例的に定める法律が，衆議院本会議において可決され，成立しました．法律では，第三者から卵子の提供を受けて妊娠・出産したときは出産した女性を母親とし，夫の同意を得て夫以外の男性から精子の提供を受けて生まれた子どもは，夫を父親とするとしています．「出自を知る権利」のあり方などの課題については，今後の法整備が待たれます．

5. 生殖補助医療の倫理的問題点

今日では，このような生殖補助医療の進歩によって，不妊に悩んでいたカップルが子どもをもうけることが可能になりました．しかし，その反面さまざまな倫理的問題が起こってきています．

借り腹および貸し腹

「卵子の母」が母なのか，「子宮の母」が母なのかという問題が生じます．血縁関係（遺伝子）を重視すれば「卵子の母」が母ということになります．

a. 金銭的問題

この制度が最も進んでいるアメリカでは，ヒューマニズムを強調し「他人のために子どもを産んであげようとする優しい心をもった女性，妊娠，

出産の喜びを味わいたいと望む女性でなければできないことだ」と宣伝されていますが，両者を仲介する斡旋業者は莫大な手数料を受け取り（約5万ドル），提供者となる女性は比較的貧しい女性が多い（提供者は約1万ドルを受け取る）という事実からは，代理出産に金銭的要素が絡んでいることがはっきりしています．依頼者のほとんどが高収入・高学歴です．

b. 子どもに対する愛情の問題

母親の子どもに対する愛情は，自分の胎内に長く宿している間に徐々に育まれ，出産を通してますます高められていきます．

その過程をまったく省いた場合，養母が子どもに対して本当に愛情をもてるかどうかという問題が生じてきます．ときには，妊娠・出産の間にホストマザーが子に対して愛情が深まり，出産後離したくなくなるかもしれません．1986年にアメリカで起きた「ベビーM事件」は，ホストマザーが子どもを引き渡すことを拒否したために起こった事件でした．

c. 親子関係の複雑さ

卵子・精子ともに第三者から提供を受け，代理出産をまったく別の女性に依頼した場合，1人の子どもに対して，遺伝上の両親（父母）と出産した母親と養育権をもつ法的両親（父母）という5人の親が存在することになり，非常に複雑な親子関係になります．

d. 契約中に生じる問題

妊娠は長期間に及びます．その妊娠期間に依頼者側に変化が生じ，子どもの受け取りを拒否する場合があります．依頼者夫婦が契約中（代理母の妊娠中）に離婚する，突然，依頼者夫婦ともに事故で亡くなる場合も想定されます．

ホストマザーが引き取る，施設に預ける，養子に出す，などの方法が考えられますが，生まれてきた子ども自身の人権はどうなるのでしょう．

e. 双子はいらない

「代理母」に出産を依頼しましたが，双子の妊娠であったため，出産を依頼した夫婦が「双子はいらない」とする騒ぎがイギリスで起きました．代理母のヘレン・ビーズリー（26歳）は，アメリカのカリフォルニア在住の弁護士夫婦が代理母をインターネットで探していることを知り，14,000

ポンド（約240万円）で契約を結び，一時金7,000ポンド（約120万円）をもらい，2003年3月，妊娠しました．

　代理母によると，双子の場合には妊娠12週までに1人を中絶できると口頭で合意していましたが，この夫婦は13週を超えてから1人の減数手術を希望してきました．代理母は他の1人の胎児や母体が危険なために，拒否しました．依頼夫婦は，双子は引き取るつもりはないとして，代理母に「あなたが親を見つけて」と伝えて連絡を断ってしまいました．代理母は「双子は私の子どもでない」としてアメリカに渡り，この夫婦に親権と責任を求める訴訟を起こしました．

精子提供によって起こる問題

　夫の精子を使用する場合は問題がありませんが，ドナーの精子が使用された場合に，さまざまな問題が生じてきます．

a. 子どもの嫡出性の問題

　母親にとっては遺伝的に自分の子ですが，父親にとっては遺伝的に自分の子どもではありません．生後1年以内に民法上の「嫡出子の否認」を行うと，生まれた子は私生児となります．

b. 近親結婚の危険性

　精子の提供者は，夫にも妻にも知らされません．同じ父親をもつ男女が，自分の親遺伝子を知らないため，偶然に結婚してしまう可能性がありえます．現にアメリカでは，産婦人科医が自分の精子を不妊女性に人工授精し，少なくとも75人の子どもを出産させた事件が起きています．

c. 精子売買の問題

　精子を凍結保存する方法が開発され，精子売買のための精子バンクができ，精子を自由に選べるようになりました．「ノーベル・ベビー」といって，ノーベル賞受賞者の精子によって誕生した赤ん坊の報告があります．

障がい児が生まれたとき

　体外受精で障がい児が生まれ，依頼者夫婦が引き取りを拒否した場合，子はどうなるのでしょう．まれなケースですが，可能性がある限り問題と

なります.

閉経後の出産

　1994 年，閉経後の 63 歳の女性が若い女性から卵子の提供を受け，夫の精子と体外受精を行い，その受精卵を自分の子宮に戻して出産しました．こうして高齢の女性を出産させたローマの医師セヴェリノ・アンティノリは，一躍世界的に有名となりました．卵子または受精卵の提供は，ホルモンを補充することによって閉経後の女性に妊娠・分娩させる方法にまで発展し，社会問題となりました.

　閉経という自然の掟を破ってまで出産することが可能な時代となっています．女性の社会進出と結婚年齢の高年齢化，離婚率の増加など，わが国をめぐる社会構造の大きな変化を背景として，このような問題が日常的に起こる可能性があります．生命倫理の問題は，身近になっているのです.

男女の産み分け

　生殖補助医療技術の進歩は，男女の産み分けの可能性にも関連します．子どもの性別は，家庭内のバランスを取るために両親が選んでもよいという考え方もあり，アメリカには男女の産み分けを行うクリニックもあります．しかし，性別の選択を認めた場合，その他の性質も選ぼうとする流れが加速することにもなりかねません．親の望む容姿や能力などが備わるようにデザインする，デザイナーベビーという言葉が存在しています．2018 年，日本産科婦人科学会，日本生殖医学会，日本人類遺伝学会，日本遺伝子細胞治療学会の 4 学会は，生殖細胞や受精卵に対するゲノム編集の臨床応用を禁止すべきという声明を発表しています．遺伝子改変による影響は数世代にわたることから，人類の多様性や進化にも関わることであるとも指摘しています[8].

　性別や容姿，能力をデザインするようになれば，望むとおりの子どもでなければ親の愛情を注げなくなるといった懸念もあります．障がい者や社会的弱者などに対する偏見や差別，遺伝的に優れた人以外は淘汰してもよいとする優生思想の増長などの問題が考えられます.

C 生体臓器移植と家族

病気や事故により臓器の機能が低下した人に，第三者の健康な臓器を提供することを臓器移植といい，臓器を提供する人をドナー，移植を受ける人をレシピエントと呼びます．

人体に2つある腎臓の片方や，肝臓や肺や膵臓の一部のような，生きているドナーから摘出された臓器を用いて行うのが生体臓器移植です．一方，心臓移植は，ドナーの死後にしか行われません．

日本では，2010年の改正臓器移植法施行以降，脳死ドナーからの移植は増えていますが，心停止ドナーを含む死亡ドナーからの移植は増えてはいません．対して，生体臓器移植は盛んで，中でも技術的な進歩が著しい生体肝移植については，移植件数も世界的にみても多いようです．『2019 臓器移植ファクトブック』[9]によると，生体肝移植の総数は，1989年に国内最初の生体肝移植が行われて以来，毎年増加し続け，年間400例程度の移植が行われています．2018年末までに成人・小児合わせて累計9,136件が実施されました．

生体腎移植はさらに多く，2018年1年間に国内で実施された生体腎移植は1,683例です．1970年代からの累計では，29,000件以上が実施され，2009年から2018年までに実施された生体腎移植は14,323例となっています．

多くの人を救う生体臓器移植ではありますが，健康なドナーの身体から臓器を摘出することによるリスクがあることを，理解しておく必要があります．

生体からの臓器摘出の問題

a. ドナーの健康に関するリスク

ドナーから臓器を摘出する手術には，合併症のリスクがあります．2003年に行われた生体肝移植では，国内で初めてドナーが亡くなりました．日

本肝移植学会による「生体肝移植ドナーに関する調査」（回答数 2,667 人）では，約 9 割が「提供してよかった」と回答していますが，約半数のドナーが傷口のひきつりや麻痺といった術後合併症を訴えました．その後，腹腔鏡手術など，ドナーの負担を軽減する低侵襲手術が導入されるようになりました．2017 年の生体肝移植ドナー調査（回答数 2,230 人）では，手術説明の満足度や術後の受診体制が改善し，術後の QOL も向上したとされています．

b. ドナーの心理的圧迫

　日本移植学会の倫理指針では，ドナーとなる人は，原則的に親族（6 親等内の血族，配偶者と 3 親等内の姻族）と限定されています．親族に該当しない場合は，医療機関の倫理委員会において，個別に承認を受けることになります．また，強要や金銭目的ではない，ドナーの自発的な意思による提供であることを，家族以外の第三者が確認する必要があります．しかし，自分以外に臓器を提供できる親族がいない場合には，自発的な意思の有無とは関係なく，臓器移植を拒否しにくいという精神的プレッシャーがありえます．

c. その他の問題点

　日本では臓器移植法によって臓器売買や斡旋は禁止されていますから，ドナーとなりうる親族がいない場合は，移植医療を受けることができません．しかし，国内での臓器売買や日本人が外国で臓器売買を行ったとする報道がされることもあります．臓器売買や渡航移植は世界的にも問題視されていることから，国際移植学会は，2008 年に，臓器売買の禁止と，渡航移植の自粛および死体移植の推進を各国に呼びかけるイスタンブール宣言を出しました．2010 年には，世界保健機関（WHO）も臓器移植の指針に関して，同様に改正しました．2009 年に改正された日本の臓器移植法でも，死後移植における提供先の指定が必要になりました．

　日本移植学会倫理指針には，「臓器移植の望ましい形態は，死後，善意によって提供された臓器の移植である．（中略）健常であるドナーに侵襲を及ぼすような医療行為は本来望ましくない」[10]とあり，生体臓器移植は「例外」と位置づけられています．しかし，現実には，国内で行われる移植医

療の多くが，家族からの生体臓器移植となっています．移植医療については，ドナーに対する身体的，心理的リスク，臓器売買の問題などを踏まえて，議論を重ねていくことが求められています．

D クローン技術 ―クローン人間は許されるのか？―

クローンとは，遺伝的に同一の個体のことです．クローン技術を使えば，家族やペットと同じ遺伝的特徴をもつ個体をつくることも可能かもしれません．技術的に可能だとして，それは許されることなのでしょうか．

クローン羊ドリーの誕生

1997 年，イギリスで 1 頭のクローン羊が生まれたことが報告されました．哺乳類のクローン作製（クローニング）には，受精後の発生段階初期の細胞を使う方法と，成体の体細胞を使う方法とがあります．体細胞から誕生したクローン羊のドリーは，哺乳類では世界初の体細胞クローンです．

体細胞クローンをつくる手順は以下の通りです（図1-1）．

①成体の皮膚や毛などの体細胞から，遺伝子を含む核を取り出す
②卵子から核を除いた未受精卵をつくり，取り出した体細胞の核を移植
③電気刺激により融合させ，受精卵を発生させる
④胚を仮親の子宮に着床させ，クローン個体を出産させる

こうして生まれたクローン個体は，元の個体と遺伝的にまったく同じです．精子と卵子による有性生殖では，雄と雌の間で遺伝子交換が行われますが，無性生殖で生まれる体細胞クローンは 1 つの個体の遺伝子をそのまま受け継ぐことになります．

ドリーは 1998 年にボニーという雌の羊を産みました．2001 年頃から関節炎の症状が後ろ脚に出るなど，早期老化がみられ，2003 年 2 月 14 日，ロスリン研究所（イギリス，スコットランド）は，進行性の肺疾患を患ったために安楽死させたと報告しました．普通の羊は 12 歳程度まで生きます

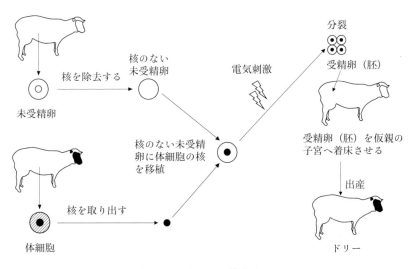

図1-1　クローン羊ドリー

が，ドリーは6歳でした．ドリーがクローン羊だったために短命だったのかどうかはわかりません．

　クローンはもともと小枝を意味するギリシャ語で，挿し木で新しい木を育てることは，植物で古くから行われている技術です．日本を代表するソメイヨシノという桜は，すべてが同じ遺伝子をもつクローンであることが，1995年に判明しています．

　畜産の分野では，1990年ごろから受精卵を用いたクローン個体がつくられています．成体の体細胞の核を使うのではなく，受精卵から核を取り出して除核した未受精卵に細胞融合させる方法なので，父母両方の遺伝子を受け継いでいます．この方法で生まれた個体はすべて同じ遺伝子をもつクローンです．

　クローン羊ドリーの誕生後，牛，マウス，馬，猫，犬などの体細胞クローン誕生の報告が相次ぎ，クローン人間が現実になる日も近いといわれてきました．2005年にヒトクローン胚の作製に成功したと報告されましたが，その後，研究成果の捏造が明らかになっています．ヒトクローンが生まれたという報告もありましたが，その事実はいまだに確認されていません．

クローニングの有用性

　クローン技術は，さまざまな分野で応用が可能です．絶滅危惧動物の保護や不妊治療など，生殖を目的としたクローニングや，移植用臓器や疾患モデル動物，難病モデルとしての組織細胞などをつくる，研究や治療を目的としたクローニングがあります．研究や治療を目的としたクローニングでは，クローン胚を子宮に戻さず，胚から胚性幹細胞 embryonic stem cell（ES 細胞）を取り出して培養することで，さまざまな臓器や組織をつくりだせる可能性があります．

ヒトへのクローニング技術に関する倫理的問題

a. クローン技術は同一人物を蘇らせるのか？

　亡くなった大切な家族の体細胞からクローンをつくれば，その人物を蘇らせることができるのでしょうか．クローン技術によって生まれたクローン個体は，元の個体と遺伝的にまったく同じです．しかし，その人物を形成する性格や身体的特徴は，遺伝子だけで決まるわけではありません．同じ遺伝子をもち，同じような環境で育てられた一卵性双生児でも，成長に従って外見が変わりますし，病気の発症も違います．同じ遺伝子をもっていても，環境や偶発的な事象の影響を受けて，遺伝子発現が変化し，その後の形質などが変化します．遺伝的に同じクローンだとしても，同一人物とはいえないのです．

b. クローン技術によるヒト作製に対する問題提起

　クローン技術に対しては，人の尊厳に対する冒涜であるといった，倫理面での批判があります．雄と雌による有性生殖ではなく無性生殖（単性生殖）であることも，自然の摂理に反すると批判されています．また，安全性に関する懸念もあります．クローン羊ドリーが生まれるまでに 277 個のクローン胚をつくりましたが，生まれたのはドリー 1 頭だけでした．先天性異常が発生する確率も高く，ヒトへ応用した場合，現時点では，生まれてくる子どもにとっても，卵子を提供したり代理母となったりする女性にとっても，リスクが極めて高いといえます．

　治療や研究を目的としたクローニングは，移植が必要な患者や難病患者

を救済できる可能性があるという理由から推進が望まれています．一方で，人間に対して行うには時期尚早であるという意見や，クローン人間の誕生につながりかねないため全面禁止すべきという意見もあります．また，人間の受精卵を用いたヒトクローン胚は人間になりうるものであるという考えから，研究利用への批判もあります．

クローン人間に関する規制

　現在，クローン技術を生殖目的で用いることについては，世界的に認められていません．しかし，治療や研究を目的としたヒトクローン作製については，日本やイギリスは容認，アメリカやドイツは禁止と，国によって見解が異なります．2005 年の国連総会でのヒトクローン作製の禁止宣言は，賛成 84，反対 34，棄権 37 で採択されました．この宣言には，ヒトクローン胚の作製を禁止する項目が含まれていたため，治療・研究目的については容認している日本とイギリスは反対の立場を取りました．

　日本は，2001 年 6 月に「ヒトに関するクローン技術等の規制に関する法律（クローン技術規制法）」を施行し，ヒトクローン胚を胎内に移植することを禁止しました．その後，議論が重ねられ，2019 年現在，「ヒトに関するクローン技術等の規制に関する法律施行規則」および「特定胚の取扱いに関する指針」によって，ヒトクローン胚の作製は可能になりました．ヒトクローン胚作製にあたっては，作製・利用の範囲，ヒト除核卵や体細胞の入手方法などの要件が厳密に定められています．「ヒトの生命の萌芽」であるヒトクローン胚を使うことへの倫理的問題やクローン人間につながる懸念もなくなっていません．人間がクローン技術を応用することについては，さらなる議論が必要です．

E　ES 細胞と iPS 細胞 —幹細胞研究と人間の未来—

　病気やけが，老化などによって失われてしまった機能を，新しい組織や

臓器を用いて再生することができたらどんなによいでしょうか．現在進んでいる幹細胞研究は，まさにそのような夢の再生医療を実現する可能性が期待されています．皮膚の細胞から，精子や卵子をつくることも夢ではなくなってきました．他人の臓器を使うことによる拒絶反応や慢性的なドナー不足など，現在の臓器移植が抱える問題の数々を解決することにもなります．こうした研究はどこまで進むのでしょう．

ES 細胞

　病気やけがで失われた臓器や細胞を修復する治療として，20世紀後半からは，幹細胞を使った再生医療の研究が行われてきました．1981年に，イギリス，ケンブリッジ大学のマーティン・エバンス卿らは，マウスの胚盤胞から ES 細胞の樹立に成功しました（図1-2）．多能性幹細胞の1つである ES 細胞は，あらゆる組織の細胞に分化することができます．1998年には，アメリカ，ウィスコンシン大学のジェームズ・トムソン博士が，ヒト ES 細胞の樹立に成功しました．ヒト ES 細胞からさまざまな組織や臓器の細胞をつくりだす再生医療は，難治性疾患の治療になるものとして期待されました．

　ただし，ES 細胞は，不妊治療で使用されずに廃棄予定だった受精卵を用います．人間の子どもになる可能性をもった，発生初期の受精卵を破壊することに対して，心情的に納得できない人もいます．同様の問題意識は，人工妊娠中絶に対しても存在しています．アメリカでは，難治性疾患の治療のために ES 細胞研究を推進する流れもありましたが，ジョージ・W・ブッシュ大統領は，連邦政府の研究資金での ES 細胞作製を禁止しました．

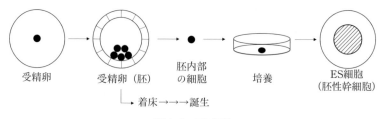

受精卵　　受精卵（胚）　　胚内部の細胞　　培養　　ES細胞（胚性幹細胞）

└→ 着床→→→誕生

図1-2　ES 細胞

日本でも ES 細胞研究のあり方については内閣府や文部科学省での議論の末，2009 年に改正された「ヒト ES 細胞の樹立及び使用に関する指針」により，基礎的研究目的でのクローン ES 細胞の作製が認められました．2019 年の指針改正では，海外機関への臨床目的での ES 細胞の分配が可能になりましたが，樹立・分配・使用について，厳しい条件が課せられています．

　ES 細胞における生命倫理の問題を回避する多能性幹細胞の作製方法が世界中で研究される中，日本の山中伸弥教授（京都大学）のグループは，2006 年にマウスの細胞から，人工多能性幹細胞 induced pluripotent stem cell（iPS 細胞）をつくりだしました．2007 年には，人間の皮膚から iPS 細胞の樹立に成功しています．

iPS 細胞[11)]

　人間の皮膚などの体細胞に，ごく少数の因子を導入し，培養することで，さまざまな組織や臓器の細胞に分化する能力とほぼ無限に増殖する能力をもつ多能性幹細胞が樹立されます（図 1-3, 1-4）．

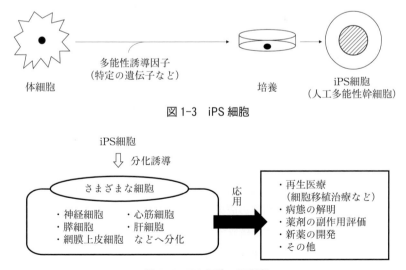

図 1-3　iPS 細胞

図 1-4　iPS 細胞の可能性

　体細胞が多能性幹細胞に変わることは，リプログラミングと呼ばれます．山中教授のグループは，わずかな因子でリプログラミングを起こさせる技術を開発しました．その技術は，再現性が高く，比較的容易に行うことができるために，その功績が評価されて 2012 年にノーベル生理学・医学賞を受賞しました．

　ES 細胞は受精後約 1 週間の胚盤胞から細胞を取り出し，培養することで作製されます．再生医療のための細胞を作製するにしても，ES 細胞の場合，患者由来の ES 細胞をつくることは技術的に困難です．他人の ES 細胞からつくった組織や臓器の細胞を移植した場合，拒絶反応が起こるという問題があります．しかし，iPS 細胞は皮膚や血液など，患者自身の細胞から作製できます．分化した組織や臓器の細胞を移植した場合に，拒絶反応が起こりにくいことが予測されます．

　iPS 細胞は，すべての年齢の人の体細胞から作製が可能です．山中教授のグループでは，6 歳から 81 歳までのさまざまな年齢の人の皮膚細胞からの作製実績があります．

　いくつかの疾患に対して，iPS 細胞を使った臨床研究や治験が本格的にヒトで実施される日が近づいています．2014 年から，iPS 細胞からつくった網膜の細胞の移植で，加齢黄斑変性という疾患の治療が始まっています．患者の細胞からつくった iPS 細胞由来の細胞を用いて難病治療薬を検索する研究も進み，2017 年から進行性骨化性線維異形成症という難病に対する治療薬の治験が始まりました．

a. iPS 細胞の問題点[11)]

　iPS 細胞は体のさまざまな組織や臓器を構成する細胞に分化することが報告されています．しかし，細胞は臓器の一部でしかありません．最終的には，ヒトのサイズにあった，ヒトの体内で機能できる大きく立体的な臓器を作製することが目標です．今後，3D プリンターやバイオマテリアル等も利用した，さらなる研究の成果が望まれます．

　iPS 細胞は，理論上，体を構成するあらゆる細胞に分化できますが，応用可能な範囲は限られています．また，細胞移植が他のすべての治療に優るともいえません．他の研究分野の発展と連携しながら，iPS 細胞技術を

用いた治療がどの疾患に有効であるのか検討していく必要があります．つまり，iPS 細胞技術が確立して医療への応用が可能となれば，どんな病気やけがも治療可能となるわけでもないのです．

　さて，iPS 細胞には，安全性の面で課題があります．iPS 細胞を用いた再生医療で腫瘍（がん）が形成される懸念があり，これを克服すべく，さまざまな研究が行われてきました．この危険性については，遺伝子ゲノムに傷をつけない iPS 細胞の作製方法の開発，iPS 細胞の増殖や分化に関する研究の進展から，大幅に安全性を高めることに成功しています．

　患者由来の iPS 細胞からつくられた患部細胞を用いて，薬の効果や副作用を調べたり，新しい薬や使用法を開発したりすることが期待されていますが，細胞の異常が，実際の病気の本当の原因かどうかは，慎重に調べる必要があります．iPS 細胞を使用して開発された薬剤の安全性と有効性を，多様な視点から観察し，評価することが必要です．

　iPS 細胞から直接人間個体を生み出すことはできませんが，理論的には，精子や卵子といった生殖細胞をつくることができます．いうなれば，皮膚といった体細胞から精子や卵子をつくりだし，子どもをつくることが理論上可能ということになります．実際に，マウスでは，iPS 細胞由来の精子や卵子を用いた体外受精に成功したという報告があります．日本では，2010 年に文部科学省の指針改正等によって，ヒトの ES 細胞や iPS 細胞等から生殖細胞を作製する研究が一定の条件下で認められました．ただし，受精卵をつくったり，その受精卵を子宮に戻すことは認められていません．

　今後，iPS 細胞が再生医療だけではなく，「生命創造」に利用される可能性が理論的にはありえます．社会としては，どこまでこのような研究や医療への利用が認められるのか，常に見守り，十分に議論していく必要があると考えられます．

文　献

1）大谷實：いのちの法律学．筑摩書房，1985.
2）日本学術会議 生殖補助医療の在り方検討委員会：対外報告 代理懐胎を中心とする生殖補助医療の課題—社会的合意に向けて—. 2008.
　http://www.scj.go.jp/ja/info/kohyo/pdf/kohyo-20-t56-1.pdf（2020 年 10 月 2 日閲覧）

3）日本産科婦人科学会：提供精子を用いた人工授精に関する見解．2018.
http://www.jsog.or.jp/modules/statement/index.php?content_id=24（2020 年 10 月 2 日閲覧）
4）栗林靖，杉山力一：生殖補助医療（ART）．日本産科婦人科医会．
https:// www.jaog.or.jp/lecture/ 11- %e7%94%9f%e6%ae%96%e8%a3%9c%e5%8a%a9%e5%8c%bb%e7%99%82%ef%bc%88art%ef%bc%89/（2020 年 12 月 18 日閲覧）
5）日本産科婦人科学会：顕微授精に関する見解．2006.
http://www.jsog.or.jp/modules/statement/index.php?content_id = 21（2020 年 10 月 2 日閲覧）
6）日本不妊学会：倫理委員会報告「『代理母』の問題についての理事見解」．
http://www.jsrm.or.jp/guideline-statem/guideline_1992_01.html（2020 年 10 月 5 日閲覧）
7）日本産科婦人科学会：代理懐胎に関する見解．2003.
http://www.jsog.or.jp/modules/statement/index.php?content_id = 34（2020 年 10 月 4 日閲覧）
8）日本遺伝子細胞治療学会，日本人類遺伝学会，日本産科婦人科学会，日本生殖医学会：ヒト受精卵のゲノム編集の臨床応用に関する関連 4 学会声明．2018.
http://www.jsog.or.jp/modules/statement/index.php?content_id=36（2020 年 10 月 2 日閲覧）
9）日本移植学会：2019 臓器移植ファクトブック．
http://www.asas.or.jp/jst/factbook/factbook2019.pdf（2020 年 12 月 18 日閲覧）
10）日本移植学会：日本移植学会倫理指針．2015.
http://www.asas.or.jp/jst/news/doc/info_20151030_1.pdf（2020 年 10 月 4 日閲覧）
11）京都大学 iPS 細胞研究所：もっとよく知る iPS 細胞 iPS 細胞とは？
https://www.cira.kyoto-u.ac.jp/j/faq/faq_ips.html（2019 年 8 月 9 日閲覧）

第 2 章

生を絶つことへの医学の介入

A 胎児と人

　人間の生命は，出生前は胎児の生命，出生後は人の生命です．刑法では，胎児の命を絶つことは堕胎罪，人の命を絶つことは殺人罪に該当し，それぞれの生命侵害を処罰することで，生命を保護しています．では，どの時期が生命の発生であり，胎児といえるのか，胎児から人となる時期はいつなのでしょうか．

生命の発生

　生命の開始は，卵子と精子の結合すなわち受精の瞬間にあり，受精後およそ 38 週で生まれます．通常は受精卵が卵管内で細胞分裂を続け，3 日ほどかかって 16 個の割球（桑実胚）となります．この時期になると卵管を通り抜けて子宮内に入り，1～2 日は子宮の体液の中で浮遊し，その後子宮内膜に着床します．受精後 2 週間で着床が完了すると，受精卵は胚（胚子）embryo と呼ばれるようになります．2～8 週までの胚子期は手足や目，耳，口蓋などの器官が形成される大切な時期で，この間に胚子はヒトらしい形態へと変化します．それ以降，胚子は胎児と呼ばれ，それぞれの臓器が成長して機能も発達します．発生学では 8 週以降を胎児と呼び，胎児として

法律的に保護されるのは，子宮に着床して妊娠が成立したときからです．

堕 胎

　自然分娩を待たずに，人工的に胎児を母体から排出，あるいは母体内で胎児を死亡させることを堕胎といいます．刑法では，妊婦が自ら堕胎したり人に頼んで堕胎してもらったりする行為を自己堕胎罪で処罰し（刑法第212条．1年以下の懲役），また妊婦から頼まれて堕胎した場合は同意堕胎罪（刑法第213条．2年以下の懲役），さらに医師や助産師が頼まれて堕胎する場合は業務上堕胎罪（刑法第214条．3月以上5年以下の懲役）で処罰します．このように，刑法は胎児の生命を保護するという前提に立っています．妊娠を継続すると母親の生命がもたないという緊急の場合を除いて，胎児の生命を犠牲にすることは許されていないのです．

　しかし，日本では1948年に「優生保護法」が成立しました．この法律はその名のとおり「優れた生を保護する」という意味で，裏を返せば障がい者や遺伝病をもつ人を「劣った生」として切り捨てるという発想の法です．優生保護法の目的は，不良な子孫の出生を防止することと，母性の生命健康を保護することとされ，本人，配偶者または4親等内の血族が遺伝性疾患である場合，本人または配偶者がハンセン病の場合に，不妊手術と人工妊娠中絶を認めていました．

　1996年6月に「母体保護法」に改正されましたが，実質的論議のないまま5日間の審議により国会で可決されました．母体保護法は，母性の生命健康を保護することを目的とし，不妊手術と人工妊娠中絶について定められています．旧来の優生保護法の優生思想に基づく規定が削除されました．

どこから「人」なのか

　法律の世界では，人となる時期つまり人の始期を「出生」といい，民法では「私権の享有は出生に始まる」と定めています．人の始期をいつとするのかにはさまざまな説がありますが，民法では，母体から胎児が完全に出たとき（全部露出説）が通説となっています．これに対して刑法では，人の生命・身体の安全を直接の目的とすることから，胎児の一部が母体か

ら出たなら人であり（一部露出説），その時点から生命は人として刑法で保護されるという判例があります．

B　人工妊娠中絶

　人工妊娠中絶とは「胎児が，母体外において，生命を保続することのできない時期に，人工的に，胎児及びその附属物を母体外に排出すること」と定義されています（母体保護法第 2 条 2，付録 7）．

　厚生労働省によると，2018 年度の人工妊娠中絶件数は 161,741 件でした．「20 歳未満」では「19 歳」が 5,916 件と最も多く，次いで「18 歳」が 3,434 件となっています．人工妊娠中絶実施率（女子人口千対）は 6.4 で，「20〜24 歳」が 13.2，「25〜29 歳」が 10.4 でした．「20 歳未満」では，「19 歳」が 9.8，「18 歳」が 5.8 です[1]．過去 6 年（2013〜2018 年）の人工妊娠中絶の総数は 18 万件台から 16 万件台へと漸減しています（図 2-1）．

　刑法で中絶は堕胎罪として禁止されていますが，母体保護法によって定められた要件が満たされた場合，例外的に中絶が認められることになって

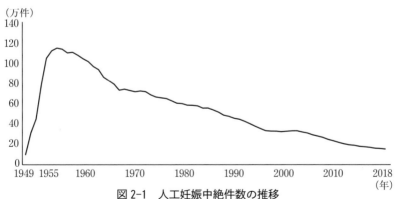

図 2-1　人工妊娠中絶件数の推移

（出典）国立社会保障・人口問題研究所：人口統計資料集 2020 年版．
　　　http://www.ipss.go.jp/syoushika/tohkei/Popular/P_Detail2020.asp?fname=T04-20.htm
　　　（2021 年 2 月 21 日閲覧）より作成．

います.

　この手術は, 指定された医師 (母体保護法指定医師) が, 妊婦本人およびその配偶者の同意を得て, 次の要件を満たしているかどうかについて自ら判断したのち, 行うことができます. 相手方男性の意思を確認できないときには本人の同意だけでよいとされています.

　人工妊娠中絶を認める要件とは, 第一は母体保護の見地によるもので, 「妊娠の継続又は分娩が身体的又は経済的理由により母体の健康を著しく害するおそれのある」場合とされています. 第二には倫理的見地からで, 「暴行若しくは脅迫によつて又は抵抗若しくは拒絶することができない間に姦淫されて妊娠した」場合です (母体保護法第14条1).

　現状は, 第一, 第二の要件を満たしていない場合でも, 妊娠満22週未満であれば, 本人および配偶者の同意に基づき中絶が可能です. 妊娠満22週未満は, 母体保護法において「胎児が, 母体外において, 生命を保続することのできない時期」(第2条) として, 中絶が許される期限だからです. 子宮外での生存可能性 viability は, 医療の進歩により変化します. 国によっても異なりますが, 日本では, 1953年から1975年までは妊娠満28週未満, 1976年から1990年までは妊娠満24週未満とされていました.

　さて, 現代日本において, 「母体の健康を著しく害するおそれ」となるような, 貧困で十分な栄養が取れないために母体が妊娠の継続に耐えられないというケースは, ほとんどありえないといえます. しかし, 容易に中絶が可能であるのは, 手術が医師1人の判断に任され, その医師が「身体的又は経済的理由」が何であれ, それが妊婦の健康にどのように影響するかを調査する義務をもたないためです. その結果, わが国においては, 人工妊娠中絶は妊婦の自由意思に任されているといえます.

女性の自己決定権と胎児の生命権

　胎児の保護は人の生命の尊重につながり, 社会の発展に結びつく正当な法的利益であると同時に, 「子を産まない」という自由も女性にとっての重大な利益です. 産むか産まないかは, 女性のプライバシーに関わります.

　アメリカでは, 現在も中絶が大きな社会問題の1つとなっています. 中

絶反対派か容認派か，政治家が中絶に対してどのような姿勢を取るかは，重要な選挙の争点になるほどです．これらの背景には，「胎児は受精の瞬間から人であり，人を殺すことは許されない」というキリスト教思想が根づいています．

人工妊娠中絶を容認する立場の人は，「女性の自己決定権の尊重」を主張します．この主張は，1970年の夏，「私の腹は，私のもの」という標語でフランクフルト市街をデモ行進した女性たちや，強姦された女子高校生マリ・クレールのヤミ中絶をめぐり，本人およびこれを援助した母親とその同僚たちに対して1972年にフランスで行われた裁判などでも明言されています．

一方，人工妊娠中絶に反対する立場の人は，中絶を行うことは基本原則である「生命の尊重」を侵害すると主張しています．理由が何であれ妊娠中絶が認められると，人の生命について等しくその尊厳を認め，これを守るという姿勢が崩されることになります．出生前診断による先天異常の胎児の中絶を認めることは，生命の質 quality of life（QOL）に差をつけることになります．拡大解釈されると，「重度障がい者は生まれてこなくてもよい」との理論になりかねません（くさび理論，滑りやすい坂 slippery slope argument）．

1973年，アメリカ連邦最高裁判所はロー対ウェイド判決で，妊娠およそ3ヵ月以内の中絶については妊婦の自己決定権を保障する一方で，胎児が母体外で成育可能な状態に達した後は母体保護の目的から中絶を禁止することを示しました．女性の自己決定権と胎児の生命権という相反する権利を調整するため，胎齢によって妥協策を探り，女性の中絶の権利を認めたのでした．

しかし，今日でもアメリカでは多くの州において，中絶を規制しようとする動きがみられます．一方，日本においては，人工妊娠中絶について，社会全体を動かすような真剣な議論は聞こえてきません．

生命の質による選択

生命の質による選択は可能なのでしょうか．生命の質の評価はその基準

が個人によって異なるため，これを他者に押しつけることになると，異質なものを排除していくことにつながりかねず，大変危険です．

人工妊娠中絶を論じるには，まず貧困あるいは女性に対する抑圧のために中絶を選択せざるをえない社会状況の改善や，望まない妊娠を回避するための努力や援助がなされなければなりません．そして，障がい者やその家族に対する国家的支援体制が確立されると，女性の自己決定権と胎児の生命権の対立を調整する方向性が明確になってきます．

日本における人工妊娠中絶の論争

日本では4つのポイントを軸に議論が進められています．それが，①経済条項，②女性の権利，③優生思想，④胎児条項です．

経済条項と女性の権利は，お互いに補完し合う内容です．「経済的理由による中絶」が増えることを危惧して，経済条項を含めるべきではないという意見もあります．しかし，「女性の権利」の観点からみれば，産む／産まないは女性の自由であるという考えもあり，条項の撤廃には強い反対があります．1994年の国際人口開発会議（カイロ会議）では，妊娠や避妊などを女性自身が決める権利として，リプロダクティブ・ヘルス／ライツという概念が強調されました．

優生思想の議論のもとになっているのは，1948年に施行された優生保護法です．優生保護法が，1996年に母体保護法に改正されるまでに，遺伝性疾患や精神障がい者の男女少なくとも16,000人に対して強制断種（本人の同意のない不妊手術）が行われたといわれています．もともと優生保護法は，戦後の混乱期に増加した違法な中絶から女性を守るために施行された法律で，合法的に安全な中絶を行うことが可能になりました．しかし同時に，「優れた人間を選別し，劣った人間を淘汰する」という，戦前からの優生思想の影響も受けています．この点を問題視した母体保護法は，法律の目的から「不良な子孫の出生の防止」を削除し，遺伝性疾患や精神障がいを理由とした不妊手術や中絶手術は認めないとしました．

優生思想を排除した一方で，先天的異常をもつ胎児の中絶を可能にすべきとした考えが胎児条項の議論です．出生前診断によって障がいをもつこ

とがわかった胎児を「経済的理由」という形で中絶しているのが現状です．そのような実情に沿う内容になるよう，産婦人科医を中心に，法律に「胎児条項の追加」をすべきという主張がされてきました．しかし，胎児条項の追加は，優生思想につながるおそれがあるとして，障がい者団体などから強く反発されています．

欧米における人工妊娠中絶の論争

　欧米では，人工妊娠中絶について，プロライフ（生命支持）かプロチョイス（選択支持）か，という議論がされます．受精後の胎児は子どもや大人と同等の権利を有する個人であるとするプロライフに対して，女性には中絶するかどうかを選択する権利があるとするのがプロチョイスです．

　プロライフの考え方の背景にあるのが，受精した瞬間，受精卵に魂が宿ると考える宗教的思想です．また，受精から誕生までの生命に線引きをすることは難しく，受精後の胎児を殺す中絶は，誕生した赤ちゃんを殺すことと同じように許されないという考え方もあります．生物学的には胎児もヒトですが，誕生後の子どもや大人と同様の法的権利をもつ人格かどうかは，議論の分かれるところです．受精した直後から人格を認めることは難しいとしても，そのまま成長すれば1人の人として育つのですから，プロライフでは胎児も人としての権利をもつとみなします．

　対するプロチョイスは，胎児の発達時期に応じて線引きをすることは可能だと考えます．例えば，中枢神経が完成して苦痛を感じるようになったら，または子宮外で生存可能になったら，その時点で人格を認めようというものです．そもそも女性の胎内でしか胎児は生きられないのであって，妊娠している女性に産む／産まないの選択権があると考える人もいます．

社会問題としての人工妊娠中絶

　人工妊娠中絶は女性だけの問題ではなく，妊娠に関わる男性を含む，社会全体の問題です．中絶の原因となる，望まない妊娠を防ぐための性教育や避妊具のことを，社会の問題として検討する必要があります．例えば，日本では避妊法として男性がコンドームを使用するのが一般的で，女性が

避妊目的で低用量ピルを服用することが国内で認可されたのは, 1999 年でした. 中絶を法的に禁止すれば, 非合法で危険な中絶が行われたり, 中絶を禁止していない外国へ渡航して中絶手術を行ったりする問題も生じかねません.「ベビーボックス」(赤ちゃんポスト) や里親制度を充実させることで, 中絶や嬰児殺しを防止しようとする病院や自治体もあります.

　欧米で議論されているような,「受精卵 (胚) は胎児か人格か」という観点から中絶について論じられることも, 日本ではほとんどありません. しかしこの問題は, ES 細胞の研究利用とも深い関連があります. ヒトの ES 細胞は, 受精して数日経った受精卵を破壊して取り出すので, 中絶と同様に受精卵の人格についての問いが生じます. さらに考えていくと, 人の「人格の終わり」という視点から, 脳死患者についての議論にもつながります.

　中絶は気軽に論じられる話題ではありませんが, 女性, 男性, 胎児, 取り巻く社会など, さまざまな立場から検討するべき問題といえるでしょう.

藁の上からの養子と特別養子制度 (特別養子縁組制度)

　出産を望まない実の親から生まれた子を, 子どものできない夫婦の戸籍に密かに嫡出子として入籍する事実が過去に日本で行われてきました. 宮城県石巻市の K 医師が「生まれたばかりの男の赤ちゃんをわが子として育てる方を求む」という新聞広告を出したことによって世間の注目を集めました. この医師は開業してからの十数年間に 100人ほどの赤ちゃんを斡旋しており, その際, 出生証明書には, 引き取った夫婦の実子とする虚偽の記載をしたことから, K 医師の行為は医の倫理に反し, また, 公正証書原本不実記載罪 (刑法第 157 条) にあたるとして, 業務停止処分や罰金刑となりました. しかし, K 医師は, 自らの行為は決して反倫理的ではなく, かえって人工妊娠中絶になる尊い命を救ったり, 嬰児殺になる運命の子を救ったりする必要やむをえない方法であるとして, 最高裁判所に不服の申し立てをしましたが, 1988 年 6 月に最高裁も, 医の倫理に反するとした上で, 出生証明書の

信用を損ない，また子の法的地位を不安定にし，近親婚のおそれを招く等の理由から上告を棄却しました.

　K医師は「女性が捨て子や嬰児殺をするのは，不倫の子，望まぬ子を妊娠し，中絶する時期を逸して産んでしまったが，世間体を恥じて産まなかったことにしたいという，いわゆる「子捨て願望」を遂げるためである. それには，そうしなければ自殺にまで追い込まれる切羽詰まった事情があるからであろう. 他方，子どもが欲しくても子宝にどうしても恵まれない夫婦も多い. これらの夫婦の何とか自分の子どもをもちたいという，いわゆる「子もち願望」には，切なるものがある. こうした事態を目の前にするとき，捨て子や子殺しの危険からその子を救い，同時に産んだ女性の「子捨て願望」と子のない夫婦の「子もち願望」をともに満たすことができれば，それはよいことではないか. 不実の出生証明は，子の生命という大きな価値を守るために取ったやむをえない措置で，これは緊急避難として正当化されるべきである」というものです. そして特別養子制度（特別養子縁組制度）の立法化を訴えました.

▌特別養子制度（特別養子縁組制度）の成立

　特別養子制度は，実の親との法律上の親子関係を断ち切るとともに，その子をもらい受けた養親との間に実の親子の関係を生じさせる制度です. この制度は「産みの親より育ての親」を重視しようとするもので，フランスをはじめとして，欧米諸国ではかなり以前から実現されています. わが国では血縁を重視する風潮が根強く，積極的な議論がされないままでしたが，K医師の赤ちゃん斡旋事件をきっかけとして議論が再燃し，1987年9月に既存の養子制度（普通養子制度）とは別の枠組みとして「特別養子制度」が成立し，翌年1月から実施されるようになりました.

▌特別養子制度（特別養子縁組制度）の概要

　特別養子制度の概要は，下記のとおりです.

①特別養子縁組は養親となる者の請求により，家庭裁判所によって成立させる

②夫婦が共同で養親となることが必要

③養親は一方が 25 歳以上で他方が 20 歳以上であること

④養子となりうるのは原則として 6 歳未満

⑤実父母の同意が必要であるが，実父母による虐待や子捨て等の場合には同意は不要

⑥実父母による子の監護が困難または不適当で，子の利益のために特別養子縁組が必要であること

⑦養親となる者が養子となる者を 6 ヵ月以上の期間監護した状況を考慮すること

⑧養子と実子方の父母およびその血族との親族関係は，特別養子縁組によって終了する

⑨離縁は，養親の虐待など養子の利益を著しく害する事由があり，かつ実父母が相当の監護をすることができる場合で，養子の利益のために特に必要があると認めるときに限り，養子，実父母または検察官の請求によって，家庭裁判所が認める

⑩離縁の日から，その子と実父母および血族との間において親族関係が生じる

　普通養子の場合には，実父母の他，養父母も戸籍に記載されますが，特別養子では実父母は記載せず，養父母をただ「父」「母」と記載するのみです．したがって，この養子が成人して結婚しようとするときに，その相手が実の兄弟姉妹であったという場合もありえないことではありません．そこでこうした近親結婚を防ぐために，戸籍の身分事項欄にそれをたどる可能性を書いておく工夫がなされています．「民法 817 条の 2 による裁判確定」という文言が入っているのです．

　特別養子制度の導入は，不必要な中絶を防止し，嬰児の生命を守り，子の福祉を考え，同時に実親や養親の願望にもこたえるといった長所をもつもので，評価すべき制度です．

C　選別出産と減数手術
—医学技術の進歩と課題—

選別出産（出生前診断）

　生殖技術の目覚ましい進歩は，人工授精や体外受精のような「子どもを
つくる」ことばかりでなく，出生前診断によって「子どもを選択する」こ
とも可能にしました．産婦人科は，妊娠の経過を見守り，無事出産に至る
ために妊娠を管理し，生まれた赤ちゃんの健全な発育を促す環境を提供し
ます．出生前の検査や診断は，その目的に則って行われるものです．

　日本産科婦人科学会は，2013年に「出生前に行われる遺伝学的検査およ
び診断に関する見解」を示しました．そして，遺伝学的検査の実施にあたっ
ては日本医学会「医療における遺伝学的検査・診断に関するガイドライン」
（2011年）を遵守するように学会員に求めています．同学会は「出生前に
行われる遺伝学的検査および診断には，胎児の生命にかかわる社会的およ
び倫理的に留意すべき多くの課題が含まれており，遺伝子の変化に基づく
疾患・病態や遺伝型を人の多様性として理解し，その多様性と独自性を尊
重する姿勢で臨むことが重要である」と述べています[2]．

　出生前診断では，遺伝子の変異，染色体異常，先天異常を調べるため，
染色体検査，遺伝生化学的検査，遺伝診断・検査等を行います．確定的な
検査には，羊水検査，絨毛検査，非確定的な検査には超音波診断（胎児エ
コー検査，NT計測），新たな分子遺伝学的技術を用いた検査（新型出生前
診断），母体血清マーカー（トリプルマーカー，クアトロ）検査等がありま
す（表2-1）．

a. 確定的な検査

1）羊水検査

　羊水検査は，妊娠15週以降に子宮内で胎児を取り囲んでいる液体，羊水
を採取し，羊水内に含まれる胎児細胞の染色体や代謝物を検査することで，

表 2-1 主な出生前診断の特徴

	超音波診断（胎児エコー検査、NT計測）	新たな分子遺伝学的技術を用いた検査（新型出生前診断）	母体血清マーカー（トリプルマーカー、クアトロ）検査	羊水検査	絨毛検査
時期（妊娠週数）	11～13週	10～22週	15～18週	15週以降	10～14週
方法	腟の中や、腹部の上からプローブと呼ばれる機器をあてる	妊婦の血液採取		妊婦の腹部に針を刺し羊水を採取	妊婦の腹部に針を刺すか、腟から子宮頸管に絨毛生検鉗子を挿入して絨毛を採取
対象となる病気	3つの染色体の数の病気（ダウン症候群、18トリソミー、13トリソミー）		2つの染色体の数の病気（ダウン症候群、18トリソミー）開放性神経管奇形	染色体の病気全般	染色体の病気全般（微少な異常は除く）
確定か非確定か	非確定			確定	
流産の危険	なし			あり（0.3%）	あり（1%）

専門外来を受診して診断法を選択する必要がある．

性別, 遺伝病の有無を調べる方法です. 確定診断を得るために行われます. 妊娠 15 週未満の実施は, 安全性が確認されていないので, 標準的な検査方法とはされていません. 羊水検査によって発見できるのは, 先天異常です. 例えば, フェニルケトン尿症などの先天性代謝異常, ダウン症候群などの染色体異常, デュシェンヌ型筋ジストロフィーや血友病などの性染色体劣性遺伝病など, 多くの疾患を診断することができます.

羊水検査が開発されるまでは, 高齢出産の人や遺伝子疾患の保因者は, 健常な子どもが生まれてくるかどうかという不安を抱えながら妊娠期間中を過ごしていました. しかし, 検査の結果に異常があり, 胎児治療が困難なときは, 妊娠の継続に悩むことも考えられ, 母親の選択はつらいものになるかもしれません.

2) 絨毛検査

妊娠初期の胎盤の一部である絨毛を採取して行うのが絨毛検査で, 確定診断のために実施されます. 胎盤とは, 妊娠中, 胎児とへその緒でつながり, 胎児へ栄養供給を行う器官です. 検査の方法には経腹法と経腟法の 2 つがあり, 妊娠 10 週以降 14 週までが標準的な実施時期で, それ以前は安全性が確認されていません. 結果の精度は羊水検査よりやや劣り, 染色体異常が見つかっても胎児の染色体は正常な場合もありますから, あらためて羊水検査を行い, 胎児の染色体を再確認する必要があります.

羊水検査, 絨毛検査は, すべての胎児を対象とするマススクリーニング検査ではありません. あくまで, 表 2-2 に該当する場合で, 夫婦から希望があった場合にのみ, 事前に検査の特性や意義等を説明し, 遺伝カウンセリングを行った上で, 妊婦やパートナーからインフォームド・コンセントを得て行われなくてはなりません.

b. 非確定的な検査

1) 超音波診断（胎児エコー検査）

胎児診断の方法として最も代表的なものは超音波診断（胎児エコー検査）です. どこの産婦人科にも装置があるため, よく行われています. かつては, 妊娠 20 週未満では胎児の障がいの診断は難しいといわれていました

表 2-2　侵襲的な検査や新たな分子遺伝学的技術を用いた検査の実施要件

①夫婦のいずれかが，染色体異常の保因者である場合
②染色体異常症に罹患した児を妊娠，分娩した既往を有する場合
③高齢妊娠の場合
④妊婦が新生児期もしくは小児期に発症する重篤な X 連鎖遺伝病のヘテロ接合体の場合
⑤夫婦の両者が，新生児期もしくは小児期に発症する重篤な常染色体劣性遺伝病のヘテロ接合体の場合
⑥夫婦の一方もしくは両者が，新生児期もしくは小児期に発症する重篤な常染色体優性遺伝病のヘテロ接合体の場合
⑦その他，胎児が重篤な疾患に罹患する可能性のある場合

（出典）日本産科婦人科学会倫理委員会：出生前に行われる遺伝学的検査および診断に関する見解．日産婦誌，73（1），p.51，2021．より作成．

が，最近では，超音波診断で用いられる機器が進歩し，比較的早い時期に胎児の形態や性別がわかるようになってきました．

2）新たな分子遺伝学的技術を用いた検査（新型出生前診断）

近年，母体の血液に含まれる胎児の DNA 断片を用いる遺伝子検査が開発され，母体からの採血のみで精度の高い結果を得ることができるようになりました．

新たな分子遺伝学的技術を用いた検査の 1 つ，母体血を用いた出生前遺伝学的検査 noninvasive prenatal testing（NIPT）は，2013 年 4 月から，日本医学会の認定施設で始まりました．母体血漿中の胎児由来の DNA を母体由来の DNA と一緒に検出し，胎児の染色体の数的異常を診断する検査です．実施にあたっては，「母体血を用いた出生前遺伝学的検査（NIPT）に関する指針」（日本産科婦人科学会）が遵守されます．この検査を受ける主な条件は，超音波検査や母体血清マーカー検査で胎児に染色体本数の異常の疑いがあった場合，過去に染色体本数の異常がある子どもを妊娠した場合，高齢妊娠の場合，両親のどちらかが均衡型ロバートソン転座を有し，胎児が 13 トリソミーまたは 21 トリソミーとなる可能性がある場合です．検査が開始されてから 2017 年 3 月までの 4 年間で 52,490 人の妊婦がこの検査を目的とした出生前カウンセリングを受け，48,643 人が検査を受けました．

3）母体血清マーカー（トリプルマーカー，クアトロ）検査

　母体から採血した4種類のマーカー（AFP，hCG，uE3，インヒビンA）の測定値をもとに，ダウン症候群，18トリソミー，神経管閉鎖不全症の有無を調べる検査です．妊娠15〜18週で行われます．AFP，hCG，uE3のみを調べる検査をトリプルマーカー検査といいます．

　非確定的な検査に関しても，事前に検査の意義や結果の解釈について妊婦やパートナーに説明して理解を得た上で，十分な知識をもった専門職が実施します．検査の後に，確定診断を得るために他の検査を受ける場合には，再度十分なカウンセリングを行い，妊婦およびパートナーからインフォームド・コンセントを得て実施されます．ですから，非確定的な検査を実施する前から，確定診断に至る経過を十分に説明しておくことが，検査を実施する専門職に求められます．

　特に，分子遺伝学的技術を用いた検査は，結果から得られた情報の解釈が難しい場合も多いため，遺伝医学的専門知識を備えた，臨床遺伝専門医，認定遺伝カウンセラー，遺伝専門看護職が，十分に情報提供し，検査前から適切な遺伝カウンセリングを行うことが望ましいでしょう（表2-2）．

　出生前遺伝学的検査および診断の中で胎児の性別告知を行う場合には，それぞれの症例に応じた判断が求められます．医療目的ではない出生前親子鑑定などの遺伝子解析・検査については，法的措置の場合を除いて認められていません．

出生前診断と水頭症

　胎内診断の進歩により，早い段階から胎児の大奇形の診断が可能となりました．中枢神経系の大奇形では出生後の障がいが大きく，日常生活に支障をきたすため，早期に診断して，胎児の間に手術をして障がいを軽くしようとする試みがなされています．

　胎生20週のときに超音波検査で先天性水頭症の診断がついたとし

ます．23週を過ぎると胎児を体外へ出しても生存可能であるので帝王切開で胎児を取り出し，大脳の脳室と心臓の心房間にシャント手術をして髄液を流し，脳圧を上げないようにします．その後，保育器内で経過を観察する方法です．脳室拡大が進行することを予測して，胎児を手術してそのまま母体内で成長を待つ方法もあります．

　一方，たとえ治療法があるとしてもかなりの障がいを残す可能性が大きいので，胎内診断を聞いた両親は中絶を希望する場合があります．しかし，水頭症の可能性があるというだけでの中絶では，障がいをもつ人を否定することにつながりかねません．

　胎児の治療では，その決定権が誰にあるのかが問題となります．胎児を母体の一部と考えれば，母親の意思で治療法の選択が可能です．胎児に権利を認めるとすると，胎児の生存権と母親の意思が対立し，どちらを優先させるかが問題となります．

着床前診断

　着床前診断は，文字通り，子宮に着床する前の受精卵の遺伝子を調べる検査です．言葉は似ていますが，出生前診断は，妊娠中の母体の羊水や胎盤の一部を採取して行うものです．着床前診断の1つ，着床前遺伝子診断 preimplantation genetic diagnosis（PGD）では，体外受精によって得られた受精卵から細胞の一部を取り出し，遺伝性パーキンソン病，ハンチントン病，血友病などの遺伝疾患の有無や，染色体数の異常によるダウン症候群の有無を調べます．

　着床前診断については，日本産科婦人科学会倫理委員会が，重篤な遺伝性疾患児を出産する可能性のある遺伝子変異ならびに染色体異常を保因する場合，および均衡型染色体構造異常に起因すると考えられる習慣流産の場合に実施する必要性を認め，その際に学会員が遵守すべき事項を「『着床前診断』に関する見解」として示し，2018年に改定しました．そして，2018年10月から改定された見解に基づく施設認可を行い，2019年1月から，認可された施設より申請された症例の審査を開始しています[3]．

　着床前診断で染色体を調べれば，受精卵の性別が判明します．その上で，希望する性別の受精卵だけを着床させれば，男女の産み分けが可能です．しかし，日本産科婦人科学会では，男女の産み分けを目的とした着床前診断を認めていません．また，男女の産み分けを目的とする人工妊娠中絶は法律で禁止されています．

胚生検　　　　　　　　　　　　　　　　　embryo biopsy

　着床以前の受精卵（胚）1〜2個を体外受精のときに割球卵の段階で採取し，染色体分析やDNA分析をする方法．羊水診断による人工妊娠中絶と違って，胚生検による異常胚は，胚移植をせず妊娠初期に処置を行うため，母側にも「胎児を殺してしまった」という罪悪感が少ないといわれています．

▎胚生検の問題点

安全性：受精卵が8つに分割した段階で1〜2個を分離して診断しますが，残った受精卵を母体に戻しても育った胎児の安全性は確立されていません．

倫理：誕生する生命を親が一方的に支配することは，障がい者を区別することにならないでしょうか．

子どもを選ばないことを選ぶ

　由佳ちゃんは，父（42）と母（38）の間に生まれたダウン症候群の子です．

　2人目の妊娠がわかったとき，胎児の先天異常を調べるための出生前診断を受けるかどうか，夫婦で話し合いました．父は言いました．「命は授かりもの．その中で選択などしたくない．由佳みたいに元気

なら2人目もダウン症候群であってもいい」母も思いました.「最初は同じように泣くだろう.でも,3年後には,強いお母さんになっている」

　診断を受けずに待ちました.第2子は,元気な健康な子が生まれました.このように,出生前診断を選択しない夫婦もいます.

減数手術

　生殖補助医療の発達により,不妊症の治療として排卵誘発薬を使用したり,体外受精によって複数の受精卵を子宮内に戻したりするようになり,多胎妊娠が増加しました.減数手術とは,4胎以上などの多胎妊娠の際に発育胎児数を減少させようとする処置で,妊娠した複数の胎児の一部を中絶する手術です.4胎以上の妊娠では,児は超低出生体重児になるため母体側の負担も大きく,また経済的な問題もあり,減数手術が行われるようになりました.この手術により胎児数を減らすことで,残された胎児の予後を改善し,満期出産が期待されます.減数手術がない時代には全胎児を中絶しなければなりませんでしたが,現在では少なくとも3胎の出産は確保することができるようになりました.

　減数手術では超音波診断装置で胎内を観察しながら,減胎する胎児の心臓に塩化カリウムを注入し,心停止させます.心停止した胎児は,子宮内で母体に吸収されていきます.塩化カリウムを誤って母体に投与する危険性もあるため,十分な技術をもつ専門の医師が手術を行う必要があります.

　2003年に厚生労働省が発表した『精子・卵子・胚の提供等による生殖補助医療制度の整備に関する報告書』には,遺伝子診断や性別診断等によって,減数児の選別を行ってはならないことが明記されました.同報告書は,減数手術は原則行われるべきではないが,やむをえず多胎(4胎以上,やむをえない場合は3胎以上)となった場合には,母児の保護の観点から許容される場合があるとしています.さらに,多胎妊娠の防止の措置を十分に講じる必要があると述べ,体外受精においては,子宮に移植する受精卵は原則2個,状況によっては3個以内に制限することが適当だとし,単一排

卵誘発法の普及も促しています[4].

　減数手術を行うことには，安全面や倫理面での問題が生じます．多胎妊娠の発生予測は難しく，母体や胎児の生命にもリスクがあることや，多胎出産後の身体的・経済的・精神的な影響について，排卵誘発や体外受精・胚移植を受ける女性に対して，十分に説明する必要があります．減数手術によって残したかった胎児まですべて流産する可能性も含めて，十分なインフォームド・コンセントを得る必要があります．

　さて，どの胎児を生かし，どの胎児を減数（生命を絶つ）するのか，医師に一任してもよいものでしょうか．そもそも，多胎になると超低出生体重児になるからといって減数するのは，親にも医師にもその権利があるのでしょうか．胎児は人の萌芽であり，その生命は尊重されなければなりません．刑法の堕胎罪，母体保護法も胎児の生命の保護をその保護法益の1つとしています．単胎でも現実には低出生体重児が生まれていますから，新生児医療の発達で元気に育つのではないでしょうか．排卵誘発薬の改良により減数手術はなくせる可能性があります．そういった薬の改良や使用方法の改善の研究は十分なされているのでしょうか．同腹の胎児の犠牲の上に生き残った胎児の将来の心理的負担，同様に，母親にとっては，胎児を死亡させたことへの負い目といった心理的負担にどのように対応し，それはどのようにケアされていくのでしょうか．

　現実的には，不妊症の治療に「多胎妊娠が起きない」医療技術が進歩するまでの間は減数手術を容認し，その適応，選択基準，母子の心理的問題，合併症にも配慮したインフォームド・コンセントなどが重要です．

D　赤ちゃんポスト ―希望への扉―

　世界には，予期せぬ妊娠に悩みつつも出産する母親が多数います．自ら産んだ子どもを育てられなくなった母親が，無事生きていけるようにとの祈りを込めてわが子を預ける「ベビーボックス」が，2007年，熊本県の慈

恵病院に「こうのとりのゆりかご」という名称で設置されました．「こうのとりのゆりかご」は「赤ちゃんポスト」と呼ばれて大きく報道された，日本で唯一の「ベビーボックス」です．

　2018年4月に熊本で開催された第14回アジアヘルスプロモーション会議には，世界11ヵ国の「ベビーボックス」運営者が集まりました．ベビーボックスは政府の方針や法律に反するとされる国もありますが，「赤ちゃんの命，幸福を第一に」という国民の支援により，教会や修道院，消防署などに設置されています．

　アジアヘルスプロモーション会議では，ベビーボックスについて以下の3点が確認されました[5]．
①予期せぬ妊娠に悩み，育てられない苦悩を抱える母親は必ずいる
②ベビーボックスは，消防署，幼稚園，個人の家等，どこでも運営できる
③赤ちゃんの命を救うには，特別養子（特別養子縁組），匿名出産，内密出産[*1]，ベビーボックスなどといった仕組みと，それを支える電話相談が必要

　参加国のうち，ドイツでは2014年から匿名で出産する「内密出産法」を導入しています．

　慈恵病院の「こうのとりのゆりかご」は，「SOS赤ちゃんとお母さんの妊娠相談窓口」とともに設置されました．思い悩んだ母親が相談できるように，扉の横にはインターホンが設置され，相談先が書かれたカードも置かれています．母親が赤ちゃんを預けることを選択した場合は，誰とも顔を合わせることなく，赤ちゃんを保育器に置ける扉があります．母親は匿名で預けることになりますが，赤ちゃんが置かれると保育器のセンサーが反応して，すぐに看護師が駆けつける仕組みになっています．

　熊本市によれば，「こうのとりのゆりかご」設置以来の約10年間で預けられた人数は144人（2019年5月発表）．これまでに預けられた子どもた

＊1　**内密出産**　母親は自身の情報をしかるべき機関に預けて医療機関で匿名出産．子どもは一定の年齢になると出自の情報を知る権利をもつ．

ちは，施設や里親，特別養子縁組で新しく親になった大人のもとで育てら
れています．中には，赤ちゃんポストに預けた親が引き取りに来るケース
もあります．

　年度ごとでは，設置翌年の 2008 年度が 25 人と最多でしたが，その後徐々
に減少し，2011 年度以降は年間 10 人前後で推移しています．2018 年度は
さらに少なく，7 人（男児 4 人，女児 3 人）でした．この数字は過去最少
だった 2016 年度の 5 人に次いで，2 番目に少ない人数です．

　2018 年度に預けられた子どもは，生後 1 ヵ月未満の新生児が 5 人，しか
もそのうちの 3 人が生後 7 日未満でした．残り 2 人も生後 1 年未満です．
なお，虐待などの問題がみられた子どもはいません．子どもを預けた母親
7 人のうち 4 人が，医師や助産師などの助けを借りずに自宅などで 1 人で
産んだ「孤立出産」だったことがわかっています．居住地は近畿と中部，
中国地方，熊本県以外の九州でした．

　「こうのとりのゆりかご」の創設者，蓮田太二医師は，「どの子もかけが
えのない子であり，人類の歴史をつくる誇り高い存在です．何よりも命が
大事．命を助ける」といいます[6]．日本では「こうのとりのゆりかご」しか
ベビーボックスがなく，それでは十分とはいえません．しかし現状でベ
ビーボックスの設置を促すには，国民の合意や法整備など，解決すべき課
題が山積しています．

文　献

1）厚生労働省：平成 30 年度衛生行政報告例の概況．p.9，2019.
　　https://www.mhlw.go.jp/toukei/saikin/hw/eisei_houkoku/18/dl/kekka6.pdf（2021 年 3 月 2
　　日閲覧）
2）日本産科婦人科学会：出生前に行われる遺伝学的検査および診断に関する見解．2018.
　　http://www.jsog.or.jp/modules/statement/index.php?content_id = 33（2019 年 9 月 4 日閲覧）
3）日本産科婦人科学会：「着床前診断」に関する見解．2019.
　　http://www.jsog.or.jp/modules/statement/index.php?content_id = 31（2019 年 9 月 4 日閲覧）
4）厚生労働省：多胎・減数手術について．精子・卵子・胚の提供等による生殖補助医療制度の整
　　備に関する報告書．2003.
　　https://www.mhlw.go.jp/shingi/2003/04/s0428-5d.html（2020 年 10 月 22 日閲覧）
5）m3.com：「なぜ日本では一つのみか」と疑問の声－蓮田太二・慈恵病院院長に聞く－Vol.2 ベ
　　ビーボックス推進，国民の声と法整備が必要．2018.
　　https://www.m3.com/news/iryoishin/648933（2019 年 9 月 5 日閲覧）
6）蓮田太二：ゆりかごにそっと．方丈社，2018.

第 **3** 章

///

死への医学の介入

///

A　死とは何か ―死と法的手続き―

///

心臓死と脳死
....

　医学の進歩は，死の定義や死の判定方法に変化をもたらしています．古くは，心臓が停止した心臓死をもって死とみなしてきました．現在の臨床現場では，①心停止，②呼吸の停止，③中枢神経活動の停止（瞳孔散大および対光反射の消失）を「死の三徴候」と呼び，医師は死を判定します．

　人工呼吸器のない時代では，やがて呼吸・心拍の不可逆的停止すなわち心臓死となるため，脳死と心臓死の間にほとんど時間的差がなく，臓器移植の問題もありませんでした．そのため，あえて死の定義に脳死の概念を持ち込む必要がなかったのです．

　しかし，近代医学の進歩に伴って，脳機能が不可逆的停止の状態となっても，人工呼吸器を装着して呼吸および循環機能を維持する生命維持治療が可能となり，長い場合では 10〜14 日間程度は心臓を動かすことができ，脳死と心臓死の間の時間差が広がりました．その時間差を使って，脳死患者から状態のよい臓器を摘出し，臓器移植以外に治療法のない患者へ命のリレーを行う臓器移植医療が可能となりました．脳死に陥った以上，どの

ような延命措置を講じても心臓死を回避することはできませんから，莫大な医療費のかかる延命治療の賛否が問われる事態も発生しました．

　欧米のほとんどの国では，大脳，小脳，脳幹のすべての機能が失われた状態を「脳死」とし，脳死を人の死とみなしています．イギリスでは，脳幹の機能が失われれば脳死とします．日本では，現在も心臓死を人の死ととらえており，脳死を人の死とするとは明言されていませんが，臓器移植を行う場合には脳死が認められます．

　日本で脳死臓器移植が可能になったのは，1997 年 10 月 16 日に「臓器の移植に関する法律」（臓器移植法）が施行されてからです．しかし，臓器移植法は，本人の書面による意思表示が必要であるなどルールが厳格で，脳死臓器提供の増加にはつながりませんでした．そのため，日本の臓器移植は海外渡航移植に頼らざるをえない状況が続きましたが，2008 年の国際移植学会で「臓器取引と移植ツーリズムに関するイスタンブール宣言」が出されたことを受けて，2010 年に改正臓器移植法が施行されました．これにより，本人の臓器提供の意思が不明な場合にも，家族の承認があれば臓器提供が可能となり，15 歳未満の者からの脳死下での臓器提供も行えるようになりました（後述）．1995 年 4 月から 2019 年 12 月末までに，脳死下臓器提供件数は 662 件，心停止下臓器提供数は 1,681 件，臓器移植件数は 5,981 件となっています．国内では毎年約 130 万以上の人が亡くなり，その 1% 弱が脳死になって亡くなると推定されています．

死と法律

　心臓死であっても脳死であっても，医師が死亡診断書（死体検案書）に死亡時刻を記入することによって，その人は社会的権利や義務を失います．日本では，権利・義務の発生・消滅に関わる民事，社会保障関係，選挙関係など，人の死に関する法規が数多くあります．民事関係の法規では，人の死期が直接権利・義務の得失に影響を与えるものも多く，相続や遺産の効力に関して，死亡時刻が非常に重要な意味をもってきます．

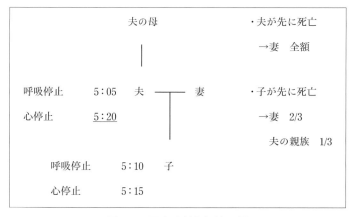

図 3-1　死亡時刻と相続の例

死亡時刻

　死はプロセス process であって点 point ではありませんが，実際の死亡診断書には時刻は点として記載します．死亡時刻によっては，殺人罪か死体損壊罪か，相続の順位の変動，選挙では当選者の死亡時刻から繰り上げ当選か補欠選挙かの決定などの問題が起こってきます．

　相続の例（図 3-1）を考えてみましょう．父子が車に乗っていて交通事故で死亡したとします．夫（父）の呼吸停止を 5 時 5 分，心停止を 5 時 20 分，子の呼吸停止を 5 時 10 分，心停止を 5 時 15 分とします．心停止を死亡時刻とすると，夫が死亡したときは，すでに子が死んでいるため子に財産の相続はなく，夫の財産の 2/3 は妻に，残り 1/3 は夫の親族に分配されることとなり，妻は夫の全財産を所有することはできません．一方，呼吸停止を死亡時刻とした場合，夫が死亡した時点では子はまだ生きており，夫の財産の 1/2 は妻，残りは死にかけている子へ 1/2 となり，その後に子が死亡することになるので，妻は夫のすべての財産を所有できることになります．

死亡診断書，死体検案書

　医師法では，「診察若しくは検案をし，又は出産に立ち会つた医師は，診断書若しくは検案書又は出生証明書若しくは死産証書の交付の求があつた場合には，正当の事由がなければ，これを拒んではならない」（第19条第2項）と定めてあり，医師に診断書の作成・交付義務を課しています．

　医師は死亡診断書を作成する際，「死亡の年月日時分」を確定して記載しなければなりません．死亡診断書は，戸籍の抹消や火葬・埋葬許可を受けるために必要な書類です．

　戸籍法で「死亡の届出は，届出義務者が，死亡の事実を知つた日から7日以内（国外で死亡があつたときは，その事実を知つた日から3箇月以内）に，これをしなければならない」（第86条第1項），「届書には，次の事項を記載し，診断書又は検案書を添付しなければならない．1. 死亡の年月日時分及び場所　2. その他法務省令で定める事項」（第86条第2項）となっており，医師の作成した死亡診断書に記載された「死亡の年月日時分」が必要となります．

　医師法第20条は，「医師は，自ら診察しないで治療をし，若しくは診断書若しくは処方せんを交付し，自ら出産に立ち会わないで出生証明書若しくは死産証書を交付し，又は自ら検案をしないで検案書を交付してはならない」と定めています．現在，日本の法律のもとでは，死を宣告（確定）し，遺族に対して説明を行うのはすべて医師に任されています．死の判定は，医師の専権事項なのです．病院以外で人が亡くなって発見される異状死の場合は，特に医師が死の判定を行います．脳死問題を通して，死の判定には社会的合意が必要であるとされていますが，現行法では，社会的合意によって生死を決めるのではなく，あくまで医師の診断に基づいた死亡の宣告，死亡時刻の記載ということになります．

　「臓器の移植に関する法律」（臓器移植法）が施行されてからは，日本でも一定の条件を満たした場合にのみ，脳死を人の死と認めて，移植のための臓器摘出が可能となりました．しかし，この法律では，臓器提供を希望しない患者や提供の意思が明確ではない患者は，脳死状態であっても死とは認めておらず，それまで通りに心停止をもって死とします．

B　脳死と臓器移植

脳死判定

　厚生労働省の定める法的脳死判定は，脳死後に臓器を提供するドナーにのみ行われます．心停止後に臓器（腎臓，膵臓，角膜）提供をする場合は，法的脳死判定を行いません．臓器移植を行わないほとんどの脳死の場合，脳幹反射や無呼吸テストなどで自発呼吸がないことを確かめた上で人工呼吸器を外し，心臓死を待つことになります．このように，脳死の人と心臓死の人では，死亡時刻に大きな差が出ることがあり，民事上，刑事上で法的問題が生じる可能性があります．2009 年の改正臓器移植法では，小児の脳死も法的脳死判定の対象となりました．

臓器移植のための脳死判定

a. 臓器移植までの流れ

　臓器提供から移植までは，大まかに 7 段階に分かれています．①主治医などの医師が脳死とされる状態と診断，②本人の書面による意思表示や家族の申し出，③移植コーディネーターによる説明，④家族の意思決定，⑤法による脳死判定（脳死後の提供時のみ），⑥移植を受ける患者の選択，⑦臓器の摘出と搬送，です．

　医師が脳死であると診断した後の説明の際に，家族の申し出があれば，移植コーディネーターから臓器提供についての詳しい説明を聞くことができます．その後，十分に話し合い，家族の総意として納得の上で臓器を提供するかどうかを決めることになります．そこで臓器提供をしないという結果になったとしても，それにより家族が不利益な扱いを受けることはありません．

　家族の承諾が得られたら，法律に基づいた脳死判定を 2 回行います．希望があれば，家族が脳死判定に立ち会うことが可能です．

　臓器の提供先は，日本臓器移植ネットワークに登録している移植希望者の中から，最も適した移植患者をコンピュータが公平に選択します．提供を受ける移植希望者が決まると，臓器が摘出され，移植手術を行う施設に迅速に運ばれて移植となります．摘出手術は3〜5時間で終わり，手術痕がわからないようにきれいに処置されます．

b. 法的脳死判定

　法的脳死判定は，「法的脳死判定マニュアル（厚生労働科学研究事業）」[1]（付録8）に沿って行われています．マニュアルには，脳死とされうる状態，除外例，法的脳死判定医の資格や，脳死下臓器提供の施設条件について規定されています．

臓器移植の歴史

　世界で最初の臓器移植は，1963年の肝臓移植および肺移植であるといわれています．世界初の心臓移植は，1967年に南アフリカのケープタウン市の病院で実施されました．日本初の臓器移植は，世界30例目となる，1968年に札幌医科大学の和田寿郎教授が行った心臓移植です．しかし，この心臓移植については，ドナーとレシピエント（移植を受ける患者）に対するさまざまな疑惑があるばかりか，結果的に移植患者が術後83日目に死亡したこともあり，移植医療に対する強い不信感を生みました．その後の日本の移植医療が，約30年にわたって停滞した原因であるとされています．日本の臓器移植に関する法律としては，1980年に，心臓死後の角膜と腎臓提供を可能とする「角膜及び腎臓の移植に関する法律」（角膜・腎臓移植法）が施行されました．脳死臓器移植を認める「臓器の移植に関する法律」（臓器移植法）が施行されたのは1997年でしたが，その厳格なルールにより脳死臓器提供が増えなかったことは前述の通りです．

臓器移植の実績

　日本臓器移植ネットワークによると，1995年度から2019年度までに行われた臓器別提供数・移植数の累計は表3-1の通りです．年度別詳細のグラフは図3-2，図3-3に示しました．

表 3-1 臓器別提供数・移植数の累計 (1995～2019 年度)

	心臓	肺	肝臓	腎臓	膵臓	小腸
提供	532	445	571	2,312	417	21
移植	531	544	610	4,327	414	21

同時移植の件数, 例えば心肺同時移植は, 心臓 1 件, 肺 1 件と累計.
(出典) 日本臓器移植ネットワーク：臓器提供数／移植数.
　　　https://www.jotnw.or.jp/data/offer03.php (2020 年 11 月 6 日閲覧)

本人の意思と家族の意思

　臓器移植法第 6 条第 1 項では, 死亡した (脳死した) 本人が事前に書面で臓器提供を承諾していても, 遺族がその摘出を拒めば摘出できないことになっています. これは, 本人の自己決定権よりも遺族の意見を優位に置くことになります. この点は, 次のようにも考えられます. 死者本人には, 死後の遺体取り扱いについて, 当然に自己決定権があるので, 意思が尊重されるべきです. 一方, 遺族にも, 死者との密接な家族の共同生活を通してつくりあげてきた精神的なつながりを背景として, 自らの手に帰した遺体を移植に委ねるかどうかの, 遺族自身の自己決定権があります. この両者の自己決定権はともに大切で, どちらが優越するというものでもありません.

　ドナー側に支えられた移植医療では, 国民から支持を得られる方法が重要ですから, 遺族の承諾は必要となります. 遺族は, 最初は反対していても, 医師やコーディネーターとの話し合いにより, 本人の意思を生かし, 本人の自己決定権を尊重する方向で承諾する可能性が十分ありえます. 本人も遺族もともに賛成を表明する場合, 移植医療に協力することに問題はありません.

　家族がいない場合には, 本人の自己決定権が尊重されます. 生前に臓器提供の意思表示があれば, そのまま臓器提供の流れとなります. また, 生前に臓器提供を拒否 (脳死判定の拒否) する意思表示がある場合にも, 同じように尊重されます.

　改正臓器移植法では, 本人の臓器提供の意思表示が不明の場合, 家族の承諾があれば臓器提供が可能となりました. また, 本人の意思表示と併せ

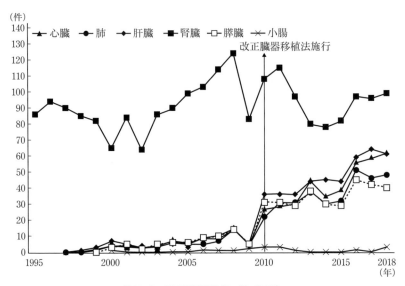

図 3-2　臓器別提供数（年度別）

（出典）公益社団法人日本臓器移植ネットワーク ウェブサイトの資料より筆者作成.
　　　　https://www.jotnw.or.jp（2021 年 1 月 15 日閲覧）

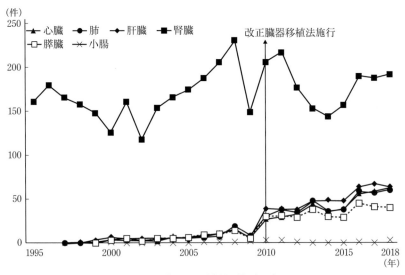

図 3-3　臓器別移植数（年度別）

（出典）公益社団法人日本臓器移植ネットワーク ウェブサイトの資料より筆者作成.
　　　　https://www.jotnw.or.jp（2021 年 1 月 15 日閲覧）

て親族への優先提供を書面により表示しておけば，親族優先提供ができます．優先提供となる親族とは，配偶者，子ども，父母のことで，特別養子縁組による養子，養父母も対象となります．

　臓器移植法の改正点の1つに，家族の書面による承諾によって，15歳未満の者からの臓器提供が可能になったことがあります．ただし，虐待を受けて死亡した児童から臓器が提供されることのないよう，虐待の疑いの有無を確認し，適切に対応することが記されています．

　運転免許証や保険証等に意思表示の記載を可能にするなど，移植医療の啓発に必要な施策が行われるようになりました．

脳死からの臓器移植のための社会的条件 ―アメリカと日本―

　アメリカでの脳死臓器移植の急成長には，アメリカ社会特有の条件がありました．銃の所持が合法化されており，貧富の差が激しく，人種間の抗争も絶えないため，連日何件もの殺人事件が起こっています．脳死移植のドナーとして，若い頭部外傷者は理想的です．実際にアメリカの脳死移植のドナーの60〜80%が頭部外傷者といわれています．

　頭部外傷による死亡は事件，事故死によるものが多く，アメリカでは，比較的容易にこれら事故死者からの臓器提供ができるとされています．検死制度が日本と異なって非常に合理化されており，事故死の検死・検案を行う監察医が存在します．彼らは捜査機関（警察・検察）と協力関係にあっても独立しており，死体処理に関して大きな権限をもっています．

　連絡を受けて現場に急行した監察医が，犯罪の可能性がないと判断し，さらにドナーカードがあれば，警察や検察を待つことなく，脳死から臓器移植への移行は容易です．

　一方，日本では，異状死体（不自然死の死体）はすべて，まず警察に届けられ，警察官によって検視されます．一般の検視は「心臓死」の後に行われます．交通事故による頭部損傷や首吊りなどで搬送されて治療を受け，病院にて脳死となった場合，まず警察に連絡し，検視を受けることになります．その後，事件性が否定されると，臓器提供の対象となります．アメリカとは対照的で，日本での脳死臓器提供の実際は，ドナーが交通事

故外傷や病気の急激な悪化により，病院で脳死状態となった場合に限られるといえるでしょう．

　アメリカの臓器移植の背景には，経済的条件も関係しています．アメリカは，日本と異なり国民皆保険ではありません．国家による保険制度が充実しておらず，患者は医療費を全額自己負担するか，民間保険会社に一部を負担してもらいますが，ここには貧富の差が如実に現れます．アメリカでは，脳死診断後の医療は治療とみなされないので，脳死後の医療費に対して保険が適用されることはありません．したがって，医療費が非常に高いアメリカにおいて，長期間にわたる脳死状態を維持することは，経済面からほぼ不可能となります．その点，日本では高額療養費制度があり，最終的にはそれほど高額な医療費を支払わなくても濃厚な治療が受けられるので，家族が納得するまで脳死状態を維持することができます．

　実際，日本では，明らかに脳死状態にあると考えられる患者に対しても家族が脳死を受け入れられない場合には，人工呼吸器をつけたまま経過をみることになり，脳死判定は行いません．家族に脳死状態であることを理解してもらうために，家族の納得の上で人工呼吸器を外して，自発呼吸のないことを確認してもらうこともあります．家族がその事実を受け入れられれば，積極的な治療を止めて心臓死を待つことになりますし，それでも納得できない場合には，人工呼吸器をつけた積極的治療を続けることになります．

移植患者の心理的問題点

　生体移植でも，死体，脳死移植であってもレシピエントの心理は複雑です．移植待機中には，いつとも知れぬドナーの出現に対して，期待，焦燥，不安が錯綜し，ある意味では他人の不幸を願う罪悪感に悩まされるかもしれません．

　術後は，拒絶反応と感染症への恐怖から，神経質な入院生活となります．また他人の臓器をもらった事実を喜びながらも，そうまでして生きなければならないのかと心理的圧迫と混乱が交錯するかもしれません．こうした問題については，医療者の対応だけでは十分とはいえない場合も多く，専

門の臨床心理士などによるカウンセリングをはじめ，患者の精神的サポートが大変重要となってきます．

脳死と植物状態

　脳死と植物状態は，外見上は似ていますが，脳の機能などにおいてまったく異なる状態です．

a. 脳死

　脳死とは，意識，呼吸，循環機能の調節など，生命維持を司る脳幹を含む脳全体の機能が失われ，回復不可能になった状態を指します．人工呼吸器などによって心臓を動かし続けても，数日から十数日以内に心臓も停止します．脳死は，自発呼吸が不可能で，脳の機能が回復することはありませんが，日本では臓器移植の場合に限って脳死が人の死と認められます．

b. 遷延性意識障害（植物状態）

　植物状態は現在，遷延性意識障害と表現されています．日本脳神経外科学会による定義では，病気や外傷に対して治療を施したにもかかわらず，3ヵ月以上にわたる①自力移動不能，②自力摂取不能，③糞便失禁状態，④意味のある発語不能，⑤簡単な従命以上の意思疎通不能，⑥追視あるいは認識不能，の6項目を満たす状態にあるものとしています．脳死とは異なり，回復の可能性があります．

　脳死，遷延性意識障害（植物状態），心臓死の区別を表3-2に示します．

脳死と死亡時刻

　成人が法的脳死判定を受けた場合，臓器移植法では，1回目の判定後6時間経過した2回目の脳死判定をした時刻が死亡時刻となります．脳幹反射テストのほかに脳波検査も必要となるため，脳波計や検査技師の確保のために実際は6時間ではなくそれ以上遅れる可能性もあり，死亡時刻がずれることもあります．

　治療打ち切りの場合には，家族全員の同意を得ることが前提であるため時間がかかります．それから人工呼吸器を外して心臓死を待つ場合，結果

表 3-2　脳死，遷延性意識障害，心臓死の区別

	脳機能	心　拍	自発呼吸
脳　死 （脳死判定による）	停止 （全脳機能の不可逆的停止）	あり （数日から十数日以内で停止）	停止 （人工呼吸）
遷延性意識障害 （植物状態）	脳幹機能残存	あり （長期にわたり継続）	あり
心臓死 （呼吸循環停止）	停止	停止	停止

的にはかなりの人為的な操作が加わって，死亡時刻を変えることにもなります．

　脳死状態は，外見上は健康なときとほとんど変わらず，皮膚もピンク色で触れれば温かく，脈も触れられるため，家族が脳死を受け入れられない場合には，人工呼吸器を装着したままで，ときに心臓停止（心臓死）まで60日かかることもあるといいます．こういった状況は，死亡時刻が大幅に遅れるとともに，この間は死体ではなく生体ですから，この治療期間中に故意や事故によって，人工呼吸器が止まったり管が外れたりして酸素が供給されずに死亡（心臓死）した場合には，殺人罪や業務上過失致死罪の対象となります．

C　安楽死・尊厳死

1. 安楽死

　安楽死は，ギリシャ語の euthanasia（よき死）に由来する言葉で，日本の「大往生」にあたります．枯れ木が朽ちるように大往生できれば，それが一番よい死に方ですが，そのような死に方はなかなか難しいと言わざるをえません．病気による激痛など，本人（患者）の苦しむ様子を見るに見

かねて，激痛を緩和・除去して，安らかな死を迎えさせる処置をするのが「安楽死」です．

　安楽死には，薬物を投与して死期を早める積極的安楽死と，患者の望まない治療を行わずに自然な死を迎える消極的安楽死があります．積極的安楽死については，世界には法律によって認められている国や地域も存在しますが，目的がどうであれ生きている人の生命を断つのですから，現在，日本においては法的には認められておらず，実施すれば嘱託殺人罪または殺人罪が適応されます．消極的安楽死は，末期状態にあって回復の見込みがなく，患者に延命治療を続けても，むしろ苦痛を引き延ばすだけの場合に，患者本人がその治療を拒否するならば，人工呼吸器などの生命維持装置を止めるなどして，それ以上の延命措置を行わないというものです．これは生命短縮すなわち「他人が殺す」という行為でなく，むしろ「患者本人に自然の死を選択させ，もたらす」というもので，後述の尊厳死と重なる部分もあります．

　死期が間近に迫っているだけでなく，激痛に襲われた患者本人から「殺して楽にしてくれ」と懇願され，モルヒネなどの鎮痛薬を過量に使用して呼吸抑制により死亡した場合には殺人罪となるのでしょうか．同情すべき点はあっても，やはり嘱託殺人罪は免れません．現在は緩和医療が発達していますから，十分な緩和ケアによって痛みを和らげることは可能となっています．

安楽死の歴史

　イギリスの思想家トマス・モアは，彼の著書『ユートピア』において，安楽死を「もし病気が永久に不治であるばかりでなく，絶え間のない猛烈な苦しみを伴うものであれば，司祭と役人は相談の上，この病人に向かって，これ以上生きていても人間の義務を果たせるわけではないし，いたずらに生き恥をさらすことは，他人に対して大きな負担をかけるばかりでなく，自分自身にとっても苦痛であるに違いない．だから，思い切ってこの苦しい病気と縁を切ってはどうかと勧める．また，今は生きているという事自体が一つの拷問ではないのか．もしそうなら，死ぬという事に対して

躊躇することなく，いやむしろ前途に明るい希望を持って，……業苦の人生を，一思いに自らの命を絶って脱するか，それとも他人にその労を取ってもらって脱してゆくか……」[2]と勧めています．

　これに続けてモアは「それによって，人生の楽しみが少しでも失われるものではなく，むしろただ苦痛が癒やされるにすぎないのだから」「死ぬことは賢い」と述べ，安楽死を容認しています．それから約1世紀後には，イギリスの哲学者フランシス・ベーコンが，「医者の任務としては，健康を回復させるばかりでなく，痛みや苦しみを軽減させることがあると私は思う．そして，このような軽減によって回復に向かうことができるときばかりでなく，楽に，安々と息を引き取ることができる役に立つという場合もある」と言っています[3]．

　ここで，ベーコンによって「楽に，安々と息を引き取ること」，すなわち「安楽死」という言葉が初めて使われ，しかも，彼は，「安楽死は医師の役割」と言い切っているのです．日本では，かつて西行法師が「願わくは 花のしたにて 春死なん そのきさらぎの 望月のころ」と詠み，自分の死にざまは自分が決定したいとの意思を表現しました．

現代の安楽死

　現代になって安楽死問題を提起したのは，臨床に携わるイギリスの医師ジョン・フェリアで，1789年に論文の中で医師は患者の安楽な死を目指すべきであると説き，さらにサミュエル・ウィリアムズは，1872年に『Euthanasia』と題するエッセーを著し，医師は患者の同意を得て，苦痛を除去するために死期を早めてよいと書いています．その後20世紀に入るとイギリスの医学界では盛んに安楽死合法化の提案がなされ，1935年には英国安楽死協会が設立されました．安楽死合法化の動きは，まずイギリスにおいて1930年頃から本格化し，本人がはっきりと死を希望している場合の安楽死を合法化する法案が議会に提案されましたが，1969年の任意的安楽死法案は結局，不成立に終わりました．アメリカでは1937年に安楽死協会が設立されましたが，当時はまだ法律による合法化はされませんでした．

安楽死と尊厳死

　イギリスでは，1970年代に入ると，安楽死運動は「安楽死から尊厳死へ」と大きく変わりました．その理由は，①緩和医療が進歩し，疼痛コントロールが可能となった，②生命維持治療の進歩によって，遷延性意識障害（植物状態）の患者が増加した，③自殺法が制定されたことに伴って「死ぬ権利」が自覚されてきたためです．

　日本では，1950年に安楽死事件を手がけた加藤隆久弁護士を中心として，安楽死協会設立の動きがあり，1976年に日本安楽死協会が設立されました．「人間には生きる権利とともに"良き死"を選ぶ権利がある」とする趣旨で，安楽死というよりもむしろ尊厳死の合法化を目指しています．医療辞退連盟（1975年設立）は「"植物人間"のような状態でいたずらに生命を引き延ばされるような過剰で不自然な医療は，前もって自主的に辞退しよう」とする趣旨で設立されました．1990年頃から，再び世界各地の安楽死法制化運動が活発になり，特にオランダ，アメリカ，オーストラリアが注目されました．

　現在，自然死以外の死を法律で認めている国は表3-3の通りです[4]．

安楽死容認の動き

a. オランダの安楽死法

　オランダでは，医師が実施した安楽死も自殺幇助も犯罪とする刑法が現存し，安楽死法はまだ存在していないにもかかわらず，1993年11月30日「遺体埋葬法改正法案22572号」がオランダ議会上院で可決され，「医師が，患者本人の意思並びに真摯な要請に基づいて，患者の生命を短縮して安楽死させた場合」に，改正埋葬法適用付記で定められた異状死における厳しい条件を満たしている場合に限り，埋葬許可書を発行することを認め，実施した医師も，原則的には起訴されない法的条件が整いました．安楽死合法化への気運が高まったのです．1995年，3,200人（全死者135,500人の2.4%）以上の患者が自発的安楽死あるいは医師による自殺幇助を受けたとされています．

　そして，2001年に「本人の要請に基づく生命の終結と自殺幇助について

表 3-3　自然死以外の死を法律で認めている国・地域

1942 年	スイスが法律で認める
1997 年	オレゴン州（アメリカ）で尊厳死法が成立
2001 年	オランダで安楽死法が成立
2002 年	ベルギーで安楽死法が成立
2008 年	ルクセンブルグで安楽死法，ワシントン州（アメリカ）でワシントン尊厳死法が成立
2009 年	モンタナ州（アメリカ）で，地方裁判所が尊厳死は合法との判決
2013 年	バーモント州（アメリカ）で Patient Choice and Control at End of Life Act が成立
2016 年	カナダで安楽死法，カリフォルニア州，コロラド州（アメリカ）で終末期選択法が成立
2017 年	ワシントン D.C.（アメリカ）で尊厳死法，ビクトリア州（オーストラリア）および大韓民国で尊厳死法が成立

　の法律」が制定され，2002 年 4 月に施行されました．この法律は，安楽死を「本人の明確な求めに基づき，故意にその人の生命を奪うこと」と規定し，遵守すべき条項として，①患者は改善の見込みのない間断なく続く堪え難い苦痛に苛まれていること，②患者は支援され，情報提供され，かつ自発的に死の支援を求めるものであること，③それ以前に他のすべての医療上の選択肢が尽くされたこと，④診断および予後を確認する他の医師の医療上の見解が必要であること，⑤生命終了措置は医療上適切な心遣いの配慮のもとになされること，⑥医師は死亡原因が，安楽死か自殺支援かを特定した死亡報告を地方自治体の病理医に行う義務があること，などが規定されました．

　オランダにおいてこのような立法措置が取られた背景には，2 つの理由があるといわれています．1 つは，オランダでは医師に対する患者の信頼が厚く，ホームドクター制度が定着し，アムステルダムでは，安楽死の半数以上が自宅で行われています．すなわち医師の恣意・独断が入りにくい状況になります．また，失業者・年金生活者も含め，国民の 100％が長期

医療保険に加入することができるので，経済的事情が安楽死を促す可能性はほとんどありません．2つ目は，プラグマティック（実利主義的）な国民性です．オランダでは，社会的容認のもと，これまでも暗黙のうちに安楽死が実施されており，この法律は現状を追認するだけのものだったといえます．

b. アメリカでの積極的安楽死住民投票とその後の法制化

1990年のナンシー・クルーザン事件（植物状態での栄養停止の認可，後述）を大きな契機として，アメリカでは，意思表示能力を失った場合に備えて，患者本人が事前に指示をする法制度の整備を目指しました．

1991年11月，アメリカ，ワシントン州で，医師は末期患者の死を患者本人の指示に基づいて積極的に手助けできるという内容の法案が住民投票に付され，わずかな差で否決されました．しかし，2009年，ワシントン州は自殺幇助を合法的に認める尊厳死法を施行しました．ワシントン州の尊厳死法成立は，オレゴン州（1997年に住民投票により可決）に次いで全米2番目のことです．

カリフォルニア州でも，1992年11月，同様の法案に関する住民投票が行われ，賛成46%，反対54%で否決されています．カリフォルニア州議会が安楽死・尊厳死を合法化する「死ぬ権利」法案を可決したのは，2015年のことでした．終末期選択法 End of Life Option Act（ELOA）という法律名の同法案は2016年から施行されました．ELOAが適応されるのは余命6ヵ月未満の宣告を受けた末期患者です．自分で「死ぬ権利」の選択を決める能力があること，家族以外の1人を含む2人の証人の立ち会いのもとで自ら要求書を作成して，患者が口頭で2回申請することが条件とされています．

同法案の成立には，住んでいたカリフォルニア州を離れ，尊厳死が認められているオレゴン州に移住し，尊厳死を選択したブリタニー・メイナードの影響がありました．末期の脳腫瘍だったメイナードは，以前からカリフォルニア州知事に尊厳死を認めるよう働きかけており，医師から処方された薬を服用して亡くなる直前には，インターネット上に尊厳死を予告する動画を公開しています．

　安楽死は患者が死に至るまで医師などの第三者が処置するのに対して，ELOA では医師はあくまで手続きに則った請求を受けて薬を用意するだけで，服用する行為自体は患者が行います．医師だけでなく，家族らによって服用させる行為も禁じられています．

　ELOA による死が，尊厳死に含まれるのか否かについては議論のあるところです．日本尊厳死協会などは，尊厳死を「不治で末期に至った患者が，本人の意思に基づいて，死期を単に引き延ばすためだけの延命措置を断り，自然の経過のまま受け入れる死のこと」と定義し，「"積極的に命を絶つ行為"は尊厳死に含まれない」としています．アメリカでも，「ELOA は尊厳死でも安楽死でもないならば，自殺幇助ではないのか？」という意見もあるといいます．特にカトリックなど自殺を認めない宗教団体は「神の意志に反する」として，根強く反対しています．対する法案支持者らは，「医師による自殺幇助ではなく，痛みに苦しむ末期患者が鎮痛薬などを処方されるのと同じように，緩和ケアの一環として自らの死期を決めるという選択肢が用意されたもの」「末期患者のみに適応され，治癒可能な患者の早すぎる死を招くものではない」と主張しています．

　アメリカでは，延命治療や無意味な治療を拒否し，自然な死を迎えたいとする尊厳死は，法的に認められています．延命を拒否する患者の意思を無視して，医師や家族が強引に治療することは罪に問われ，裁判所に差し止め依頼をすることができます．

　アメリカでは，オレゴン州，ワシントン州，モンタナ州，バーモント州，カリフォルニア州，コロラド州，ワシントン D.C. で，安楽死・尊厳死が合法化されています．

対応能力が欠けている患者の安楽死

a. ジョセフ・サイケヴィチ事件

　67 歳のジョセフ・サイケヴィチは，人生の大半を施設で暮らしてきました．知能指数は 10，精神年齢は 3 歳以下です．1976 年に急性骨髄性白血病にかかりました．不治であり，化学療法をすれば多少の効果は望めますが，副作用も大きいのです．代理人の判断により，治療中止が認められま

した.

b. ベビー・ドゥ事件

ドゥは 1982 年に, ダウン症候群と気管・食道瘻をもって生まれてきました. 気管・食道瘻の手術は 50％の成功率で, 手術しなければ間もなく死亡します. 両親は治療しないと希望しました. 裁判になりましたが, ドゥはその間に生後 6 日目で死亡しました.

いずれも治療中止の例で, 消極的安楽死といえます. このように対応能力（自己決定能力）が欠けている場合, 本人の自己決定に基づく安楽死の原則は通用しません. この場合の安楽死は認められるのでしょうか.

a. の場合, 代理人（正常な理性的判断を代弁する人）の判断に従うことが認められました. b. の場合, 後にアメリカ保健福祉省が示した見解は, ダウン症候群を理由に治療を中止することは認めないが, 無脳症児ではやむをえないとしています.

日本では, こうした場合についての議論は, 十分になされているのでしょうか. 一度, 認める／認めないの基準をつくると, グレーゾーンが限りなく広がり, 滑り坂の論法, 楔論法といわれるように, 歯止めが効かなくなる可能性も残されています.

日本での安楽死の取り扱い

a. 積極的安楽死

日本では, 法律的に積極的安楽死は認められていませんが, 本人が自ら積極的安楽死を行う場合は自殺となり, 犯罪ではありません. 第三者が積極的安楽死に介入すれば, 殺人罪（刑法第 199 条）になりえます. かわいそうだからといった思いから, 医師が患者に積極的安楽死を施せば, その医師は殺人罪となります. 患者本人の「早く死なせてほしい」という要求に医師が応えた場合は, 殺人罪よりも刑が軽い, 同意殺人罪（承諾殺人罪, 嘱託殺人罪, 刑法第 202 条後段）が適応されます. 患者ではなく, その家族から「楽にしてやってほしい」と懇願された場合も, その要求に従った

医師は殺人の実行犯として殺人罪に問われ，家族も殺人の教唆犯として医師同様に殺人罪に問われます．

　これまでの判例をみると，1962年の名古屋安楽死事件では6つの違法性阻却事由としての安楽死の要件，1995年の東海大学病院安楽死事件では4つの違法性阻却事由としての安楽死の要件を満たせば，安楽死は違法行為とはならないと認定しています（後述）．しかし，現実的にそれらの要件を満たす場合は起こりえないため，実質上認められていないといえます．

　病気による肉体的苦痛に対して，患者の痛みを和らげるためにモルヒネなどの麻薬鎮痛薬を投与する場合は，患者の生命短縮を直接意図するものではありません．しかし，鎮痛量を超えて過剰投与した場合，呼吸抑制が生じ「最期の一服」になりかねません．結局は人為的に患者の生命短縮をもたらすもので，刑法に触れる可能性が残ります．しかし実際には，モルヒネの投与量に対する感受性は個人差が大きく，致死量以下でも死亡することもあれば，致死量以上投与しても死亡しない場合があります．

b. 消極的安楽死

　日本の法律では，患者本人の決定権が認められており，明確な意思表示に基づく消極的安楽死は刑法の殺人罪（第199条），殺人幇助罪・承諾殺人罪（第202条）には該当しません．

日本の裁判例

a. 名古屋安楽死事件名古屋高裁判例（1962年12月22日判決）

　農業を営む当時22歳の実直な青年Aの父親Bは，1956年10月に脳溢血（脳出血）で倒れ，1959年10月に再発して以来，寝たきりになり，食欲もなく，衰弱が甚だしくなりました．手足は曲げたままで，動かすと激痛を訴え，さらにしゃっくりの発作に悶え苦しみ，「早く死にたい」「殺してくれ」と哀願するに至りました．息子Aは，かかりつけの医師からBの命は「おそらく後7日か，よくもって10日だろう」と告げられ，父を殺して病苦から解放してやることこそ最期の親孝行であると考え，牛乳に殺虫薬を入れておいたところ，1961年8月27日，何も知らない母親がこれをBに飲ませたため，有機リン中毒で死亡したのです．

　名古屋高等裁判所はこの判決で，安楽死として法が許容し無罪とするためには，①病者が，現代医学の知識と技術からみて不治の病に侵され，しかもその死が目前に迫っていること，②病者の苦痛が甚だしく，何人も真にこれをみるに忍びない程度のものであること，③もっぱら病者の死苦の緩和の目的でなされたこと，④病者の意識がなお明瞭であって意思を表明できる場合には，本人の真摯な嘱託または承諾のあること，⑤医師の手によることを本則とし，これにより得ない場合には医師により得ないと首肯するに足る特別な事情があること，⑥その方法が倫理的にも妥当なものとして許容しうるものであること，の6つの要件をすべて満たす必要があるとしました．

　この判決条件を考えるとき，安楽死は法的にはほとんど認められる余地がないのでは，と受け取られます．その理由は，①については，現代医学上不治の病は数多くありますが，安楽死の施行は死が目前に迫っている場合に限られるとすれば，この目前とはどの程度を指すのでしょう．数日か，数ヵ月か，あるいは数時間か，について不明です．また，この判断は周りの人々の主観的判断か，それとも医師による客観的予測か，もわかりません．②「何人も真にこれ（病苦）をみるに忍びない程度」という「何人」とは，肉親なのか，医師なのか，その全部なのか，その病苦は患者の表現する苦痛なのか，内在している精神的苦痛なのか，も曖昧です．③の「死苦の緩和」とは，具体的には睡眠薬，安定薬，麻薬などの使用を示すのか，また，死苦が伴わなければ安楽死は認められないという意味なのか不明です．④については，本人の意識がない場合はどうなのか，の明示がされていません．⑤の「医師の手による」とは，安楽死に直結する行為をいうのか，それとも④にいう死苦の緩和をいうのかが不明です．⑥の倫理的に妥当な安楽死とはどのような方法をいうのでしょうか．眠るがごとく死亡させることか，直ちに死亡させることなのでしょうか．注射なら倫理的に妥当なのか，絞殺はどうなのでしょうか．医師が往診して過量の麻薬を注射したとしたら，それは倫理的な安楽死と認められるか，そもそも人を殺す方法に倫理になじむ方法があるのか，という疑問が生じます．

　安楽死の成立要件を以上のように整理してみると，同意殺人罪となるも

のが，法律上許されて処罰されない場合ということになります．しかし①
〜④の要件を満たす事例はほとんどなく，⑤，⑥については容認できませ
ん．そうなると，安楽死の立法化の提案は不必要であるという結論になら
ないでしょうか．

b. 鹿児島地裁判例（1975 年 10 月 1 日判決）

長年にわたって，肺結核，自律神経失調症，坐骨神経痛の病妻の願いを
受け入れて，自分も自殺するつもりで睡眠中の妻の首を絞めて殺した事件．
安楽死を否定し，同意殺人罪として懲役 1 年，執行猶予 2 年．

c. 神戸地裁判例（1975 年 10 月 29 日判決）

高血圧で倒れ半身不随となり，数回にわたって激しい発作を起こした病
母をみて，治らないと悲観した息子が母の首を絞めて殺した事件．殺人罪
を適用して懲役 3 年，執行猶予 4 年．前述の名古屋高裁判決の安楽死の要
件⑤，⑥を満たしていません．

d. 東海大学事件（1991 年 4 月 13 日事件，横浜地裁判例 1995 年 3 月 判決）

多発性骨髄腫の治療のため東海大学医学部付属病院に入院中の末期がん
患者に対し，主治医である東海大学医学部第 4 内科助手 T が，家族の極め
て強い要求に応える形で，致死量の塩化カリウムを静脈注射することによ
り，患者を死亡させた事件．この処置に疑問をもった看護師が師長に，そ
して師長が病院長に報告して事件が明るみになりました．

事件発覚後，東海大学病院は，T の措置は医師としては極めて不適切で
あったとし，T を懲戒免職処分としました．また，捜査当局が殺人罪の容
疑で T を取り調べ，1992 年 7 月に T は殺人罪で起訴され，1995 年 3 月に
横浜地方裁判所で第一審判決が下されました．殺人罪として T に対し懲
役 2 年，執行猶予 2 年という内容でした．

「東海大学"安楽死"事件」と銘打って大々的に報道されましたが，安
楽死・尊厳死が認められるためには，本人の明確な意思表示が不可欠です．
しかし，この事件では患者本人は意識不明の状態にあり，T は家族からの
執拗な要求に応じて塩化カリウムを注射したのですから，安楽死にはあた
りません．判決も，これは「安楽死」にはあたらないと判断し，殺人罪の

表 3-4　横浜地方裁判所平成 7 年 3 月 28 日判決の示した違法性阻却事由として
　　　　の安楽死の要件

①患者が耐えがたい肉体的苦痛に苦しんでいること
②患者は死が避けられず，その死期が迫っていること
③患者の肉体的苦痛を除去・緩和するために方法を尽くし他に代替手段がないこと
④生命の短縮を承諾する患者の明示の意思表示があること

　　(出典) 土本武司：安楽死をめぐる世界の情勢，わが国の状況―法律家の立場から―．医療，
　　　　　60 (4)，p.225-232，2006．

成立を認めています．また T 医師は，この患者と前任の主治医との関係が
険悪になったため，患者が末期に差し掛かった 3 月末に新しい主治医とし
て患者の治療にあたることになりました．患者の家族に対してほとんど 1
人で対応し，家族の精神的苦悩に対しても相談に乗っていました．した
がって，殺人罪の成立を認めつつも比較的軽い刑罰で終わっています．
　この裁判では，医師が行う積極的安楽死の許容条件（安楽死の 4 要件）
が示されました（表 3-4）．横浜地裁が示した安楽死・尊厳死の要件は，名
古屋高裁の 6 要件を 33 年ぶりに見直して，新たな 4 要件を提示したもの
です．両者間での実質的な相違は，方法が社会通念上妥当なものであると
いう名古屋高裁の第 6 要件に代えて，横浜地裁は「方法には積極的安楽死
と消極的安楽死がある」とした点といえます．また，治療行為の中止およ
び差し控えを行う場合についても，①死の不可避性，②患者本人の意思表
示，ただし家族の推定も可，③中止の対象は治療行為のすべて，という 3
要件を示し，②では新しく家族の推定を認めるとしました．

e. 京北病院事件（1996 年 6 月発覚）

　1996 年 6 月に京都府の京北病院で，58 歳の病院長による積極的安楽死
の疑いのある事件が明るみに出ました．これは，患者（48 歳男性）に医師
が筋弛緩薬を投与したため，患者が間もなく死亡したという事件でした．
この医師は，患者本人にはがんの告知はしておらず，また本人の意思を確
認せず家族にも筋弛緩薬投与を告げていませんでした．医師はその投与に
ついて，患者の苦悶の表情を取るために行った医療行為で，患者は筋弛緩
薬が効く前に自然死したと主張していますが，それでは医学的に不自然な
ものがありました．結局，不起訴処分で刑事訴追を受けない結果となりま

した.

f. 北海道立羽幌病院事件 (2004 年 2 月事件)

2004 年 2 月 14 日,90 歳の男性が昼食を喉に詰まらせ,心肺停止状態で病院に搬送されました.内科の医師が蘇生措置し,心臓は動き出しましたが自発呼吸が戻らず,人工呼吸器を装着しました.家族に「脳死状態」と説明し,翌 15 日午前,家族の同意のもとに人工呼吸器を取り外し,男性は死亡しました.警察は「医療行為を逸脱している」と殺人容疑で書類送検をしましたが,旭川地検は死因とは無関係として不起訴としました.

g. 富山県射水市民病院事件 (2006 年 3 月発覚)

市民病院の外科部長 (50 歳) が 2000 年から 2005 年にかけて,がんなどで意識不明になった入院患者 7 人の人工呼吸器を,病院側に告げずに独断で外し,その後 7 人が死亡していたことが明らかになりました.関与した医師 2 人は殺人容疑で富山地検に書類送検されましたが,2009 年に不起訴処分となりました.

この事件をきっかけとして,行政や学会で,終末期医療に関するガイドラインをつくる動きが活発化し,2007 年,厚生労働省は「終末期医療の決定プロセスに関するガイドライン」を公表しました (p.122 参照).医師が訴追を恐れて,以前よりも治療中止をしなくなっている可能性も指摘されています.

日本での安楽死に関する動きを表 3-5 にまとめました.

外国の裁判例

a. ハッケタール事件 (ドイツ・ミュンヘン上級地裁 1987 年 7 月 31 日判決)

顔面の腫瘍のため何度も手術を繰り返し,左眼もみえなくなった末期の患者が,堪え難い苦痛のために死を決意し,ハッケタール医師に死の手助けを依頼しました.そこで同医師は致死量の薬物を患者に手渡し,患者はそれを飲んで死亡しました.

検察官は,同医師が患者の死に至る経過を事実上支配しており,患者は

表 3-5　日本での安楽死に関する動き

1991 年	東海大学事件発生
1992 年	日本医師会報告「尊厳死を肯定」
1994 年	日本学術会議報告書「尊厳死を積極的に容認」
1995 年	東海大学事件の医師に有罪判決（殺人罪・執行猶予）
1998 年	延命治療に否定的な国民は 68%（厚生省）
2003 年	リビング・ウィル賛成に過去最高 6 割（厚生労働省）
2004 年	北海道立羽幌病院事件（殺人容疑で送検，不起訴）
2006 年	富山県射水市民病院事件発覚
2007 年	「終末期医療の決定プロセスに関するガイドライン」を公表（厚生労働省）
2009 年	富山県射水市民病院事件，医師不起訴

心身の苦痛のため死に至る過程への自由を有しなかったとして，同医師に対して同意殺人罪を主張しましたが，裁判所は，患者が最期まで薬物をあおるかどうかの自由な意思決定の可能性があったとして，これは自殺関与であると判断しました．

　ところがドイツでは，同意殺人は処罰しても，自殺関与は処罰しないため，同医師は無罪となりました．日本であれば自殺幇助罪が成立する可能性が残ります．

b. シャボット事件（オランダ最高裁 1994 年 6 月 21 日判決）

　肉体的な病気はないものの，度重なる不幸な出来事から精神的な苦しみに苛まれ，生きる望みを喪失した中年女性の求めに応じて，シャボット医師が致死量の薬物入りカプセルを女性に手渡し，女性がそれを服用して死亡したという事件です．オランダでは自殺関与を刑法で処罰していますが，このケースで，医師は有罪でも，その刑を免除するとの判決が下されました．

　精神的な苦しみが安楽死の対象になりうるか否かは問題として残ります．名古屋高裁や横浜地裁の判決で示された違法性阻却事由としての安楽死の要件では，肉体的苦痛に限るとされており，精神的苦痛を含めるか否

かは議論の余地が残ります.

　ジャック・ケヴォーキアンは,アメリカ,ミシガン州の元医師で,1990年から,自ら考案・開発した自殺幇助装置を用いて,末期がん患者やアルツハイマー病後期の女性ら 20 人に対して自殺の手助け(自殺幇助)をしました.この装置のボタンを押すと麻酔薬が体内注入されて昏睡状態となり,次いで心臓停止を起こす薬の注入や一酸化炭素を吸入させるなどして死亡させるもので,数年間にわたって多くの重症末期患者が自らボタンを押して自殺することを幇助したというものです.ケヴォーキアンは,自殺幇助装置を用いるにあたっては,患者本人の意思をビデオに収録するなど周到な意思の確認を行っていました.

　このためケヴォーキアンは,1991 年 11 月,ミシガン州の医師免許停止処分を受け,その後 1993 年 2 月にはミシガン州が制定した自殺幇助を禁止する特別法により訴追されました.これに対して陪審員は,同医師の行為は患者の苦痛を除去するのが目的であって,自殺を助ける意思は認められず,また末期患者は死を選ぶ権利があるとして,1996 年 3 月に無罪の判決を下しました.

慈悲殺

　慈悲殺 mercy killing とは,親兄弟など身近で看病している人が,患者の堪え難い肉体的精神的苦痛に同情し,人間として今後も生き続けることは本人にとってあまりにも惨めな状態で,悲惨な生涯が待っているだけだと思い込み,本人の理解や同意を得ることもなく,何らかの方法で殺害することで,殺人罪となります.

　例えば,人間らしい未来に対する望みをもてないほどの重度な先天奇形の赤ん坊をみた親や祖父母が,「生かしておいてもかえってかわいそうだ」と思い込んで「いっそ今のうちに楽にしてやったほうがこの子のためだ」という気持ちで,濡らした和紙を鼻口部にあて窒息させるような行為が慈悲殺と表現されますが,殺人に変わりはありません.

2. 尊厳死

　尊厳死 death with dignity とは，終末期であると判断された患者が，人間としての尊厳を保ったままで「自然な死」を迎えることです．終末期の患者に対する「安楽死」と同じだととらえられがちですが，安楽死は苦痛を取り除くことが目的であり，尊厳死とは異なるものです．

　尊厳死における「尊厳」の考え方は，終末期における QOL を自ら判断し，延命のための治療の継続は望まないというものです．延命治療を中止するという点では消極的安楽死と同様ですが，苦痛を取り除くことを目的とする安楽死とは目的が異なります．多くの国では，末期患者の意思や患者家族の代理意思決定により治療の差し控えや中止をすることが認められていますし，遷延性意識障害（植物状態）のように，必ずしも末期ではない場合でも，治療の中止が認められている国もあります．最近の日本では，欧米のように，リビング・ウィルとして患者自身が意思表示を行うケースが増えています．

リビング・ウィル

　リビング・ウィルは，1967 年にアメリカのルイス・カットナーが提案したもので，生前の信託 living trust と遺言 will の 2 つを組み合わせ，生前に効力を発揮する遺言という意味があります．意思確認ができなくなった場合に備えて，本人の希望や指示を事前に伝えておくための文書のことです．リビング・ウィルの形としては，事前指示書，代理人指示書，尊厳死宣言書，DNAR（do not attempt resuscitation），レット・ミー・ディサイド let me decide があります．医療現場でよく使われる DNAR は，心肺停止した際に心肺蘇生を行わないという意思表示で，患者本人が行うこともありますが，家族が決めることがほとんどです．

　アメリカ，カリフォルニア州には，「自然死法」と呼ばれる法律があり，事前にリビング・ウィルを作成しておくことにより，昏睡状態に陥った場合でも，延命治療をいつどのように中止するかについて医師に指示しておくことができます．日本には，まだ尊厳死を権利として認める法律は存在

しません.

　日本では, 1950 年に安楽死事件を手がけた加藤隆久弁護士を中心として設立の動きがあり, 1976 年に日本安楽死協会が設立されました. この年は, アメリカで植物状態となったカレン・クウィンランの治療中止がニュージャージー州最高裁判所で認められた年であり, カリフォルニア州自然死法が成立した年でした. 日本安楽死協会は, 安楽死は認めておらず, 尊厳死を求めて, 同年 5 月の会報で「生者の意思」と題してリビング・ウィルを取り上げました. また, 1983 年に日本尊厳死協会と名称変更し,「尊厳死の宣言書」を会員に配布しました. 尊厳死の宣言書は尊厳死の対象条件をより明確にし, いくつかの文言の追加・修正などを行い, 2011 年に改訂され, さらに 2017 年には「リビング・ウィル (終末期医療における事前指示書)」に改訂されました. 2015 年に一般社団法人日本尊厳死協会, 2020 年に公益財団法人となり, リビング・ウィルの啓発活動が行われています. 現在の会員は約 10 万人で, 会員は,「リビング・ウィル (終末期医療における事前指示書)」「私の希望表明書」などの書類の作成や, リビング・ウィルに理解のある受容協力医師の紹介を受けることができます. ただし, 現在の日本ではリビング・ウィルに法的拘束力はなく, リビング・ウィルに対する理解が不足しているために医療者が対応に悩み, 患者の希望通りにできないことがあります. そこで, 協会では超党派による「終末期における本人意思の尊重を考える議員連盟」に提言するなど, 法制化に向けた活動を行っています.

　自分の終末期について, 健康なときから考えておくことは困難です. そのため, 事前に決めておいた内容が終末期にある患者本人の意思に沿うかどうかなどの問題はありますが, 終末期医療を担う多くの医療機関では, 入院時に患者もしくは代理人に意思表示を求めることが一般的になっています.

尊厳死に関わる事件

　尊厳死に関して, 有名な 2 つの事件があります. カレン・クウィンラン事件とナンシー・クルーザン事件です.

a. カレン・クウィンラン事件

1975 年 4 月 14 日，アメリカにおいて当時 21 歳のカレン・クウィンラン
は睡眠薬とアルコールを同時に服用したために植物状態に陥り，病院で人
工呼吸器につながれていました．父親は娘の容態を悲観し，神父と相談し
てカトリックの教義に反しないことを確認の上，人工呼吸器を含む生命維
持治療を打ち切り，自然の死を迎えさせてやろうと決心しました（消極的
安楽死）．医師にその措置を求めたところ，医師がこれを拒否したので，裁
判所に対し自分をカレンの後見人に任命し，人工呼吸器を取り外す権限を
与えるように申し立てました．

ニュージャージー州高等裁判所は，この申し立てを却下しました．その
理由は，「カレンから人工呼吸器を取り外すべきか否かは，カレンの主治医
が決めるべき医療上の問題であって，裁判所が決めるべき事柄でない．し
たがって主治医が医学的な立場からその取り外しを拒否している以上，裁
判所がそれに介入することはできない．そしてもしカレンに判断能力が
あったとして，彼女が取り外しに同意するであろうという証明もない．裁
判所は無能力者を保護する権限は有するけれども，人工呼吸器の取り外し
を命じて無能力者の生命を奪う権限はもっていない」としました．

カレンの父親は，これを不服としてニュージャージー州最高裁判所に判
断を求めました．同最高裁判所は，その上訴に対し次のような判決を下し
ました．「カレンの父を後見人に任命して，彼にカレンを治療する医師を
選択する権限を与える．そして新しい主治医が"現在の昏睡状態から認識
と知性のある状態に戻る可能性がなく，生命維持治療は打ち切られるべき
である"という結論に達したならば，入院している病院の倫理委員会の承
認を得た上で打ち切ってよい．それによって法律上の責任は一切生じな
い．なぜならば，カレンには憲法上のプライバシーの権利に基づく治療拒
否権があるからである．植物状態にあるカレンは，24 時間の濃厚な看護，
抗菌薬の投与，人工呼吸器の使用というように，身体に多大な負担を課さ
れている一方，回復する見込みはまったくないと思われるから，治療を拒
否するプライバシーの権利を有している．ところが，カレンは現在無能力
状態であって，治療拒否の意思を示すことができないのであるから，彼女

の後見人と家族とが彼女に代わって権利を行使することを認めるべきである．そして，カレン自身が治療拒否を決定するであろうという結論に達したときには，社会はその結論を受け入れなければならない」[5, 6)]

　以上のように述べて，ニュージャージー州最高裁判所は生命維持治療の打ち切りが死を招いても殺人罪にならないと判示したので，人工呼吸器は取り外されました．しかし，その後カレンは自発呼吸を回復し，植物状態で生存し，10年後の1985年6月に死亡しました．

　この判決は，尊厳死がプライバシーの権利に基づく自己決定権，すなわち治療を拒否する権利から行われましたが，日本でも事前にその患者が真意に基づいて「自分が植物状態になったときは，医師の治療を絶対に拒否する」とする意思を表明している場合には，生命維持治療を中止して患者を死なせても殺人にならないとする見解[7)]と，「生命伸長術を停止することも，すでに自然の死期が到来した患者が辛うじて生命維持治療により生命を保っており，回復の見込みもなく，人間としての尊厳を保った生存状態とは言えなくなった状態で，生前からの患者の意思に基づき，或いは近親者の意思に基づいて医療を中止する」ことは，人道にかなった処置といえる限度で殺人の観念には含まれないという見解[8)]があります．いずれも，患者の自己決定権を尊重する趣旨であり，尊厳死を法律上認めようとする意見になっています．

b. ナンシー・クルーザン事件

　1983年1月11日，ミズーリ州において，当時25歳のナンシー・クルーザンは自動車横転事故を起こし，いったん10分以上の心停止状態となり，病院に搬送されました．治療によって，彼女は一命を取り留め，4年半にわたりミズーリ州リハビリテーションセンターで治療を続けましたが意識は回復せず，栄養・水分を直接胃に注入するチューブを装着することにより生命を維持する，いわゆる植物状態に陥りました．担当医師から「今後も回復する見込みがない」と宣告され，両親はナンシーのチューブの取り外しを要求しました．これに対して，病院側は司法判断がなければチューブの取り外しはできないと反論したため，両親は1988年3月ミズーリ州裁判所に提訴しました．州裁判所は，同年7月，生命維持治療の拒否は憲

法上保障された権利であるとして，両親の主張を認める決定を下しました．この決定に対して，病院側がミズーリ州最高裁判所に上訴，1988 年 11 月に両親側の逆転敗訴となりました．そこで両親は連邦最高裁に提訴，1990年 6 月 25 日，連邦最高裁はナンシー本人が植物状態において生命維持治療を拒否する意思を有していたことを示す明確な証拠がない限り，両親の代行判断は認められないとの決定を下しました．

　両親は，彼女がかつて「植物状態では生きていたくない」と述べていたと証言する 3 人の友人を新たな証人として再度ミズーリ州裁判所に提訴し，1990 年 12 月 14 日に両親の主張を認める決定が下されました．彼女が入院していた病院の関係者はチューブを取り外すことに反対しましたが，最終的には司法判断に従わざるをえないとしたために，彼女は同病院の終末病棟に移され，チューブが外されました．

　しかし，その後の詳しい取材で，彼女が植物状態においては治療打ち切りを希望していたことを示す物的根拠はまったくありませんでした．チューブの取り外しを認める決定が下された後，父親の作成した声明書によれば，ナンシーは 1986 年に回復不可能と悟り，そのような状態では生きていたくないと証言したとされています．1986 年は，1983 年 1 月に事故が生じた 3 年後であり，ナンシー本人は言葉を発することがまったくできない状態にあったので，これは父親による完全な推測です．3 人の友人についても，ナンシーとの関係や，どのような証拠を用いて立証したものかも不十分なままでした．

　家族の苦しみは理解できるとして，ナンシー本人の自己決定権に基づく治療打ち切りというところに裁判が集中するあまり，ナンシーの生きる権利を侵害してしまった危険性を，この事件ははらんでいます．

　望ましい死のあり方は，望ましい生の延長上にあります．死は重いテーマですが，自分にとっての望ましい死について，日頃から家族や友人と話し合っておくことは大切です．また，日本では今後，安楽死や尊厳死について，どのような規制が適切なのか，社会で継続して議論を続けていく必要があります．

D 医療と宗教

///

　日本では，憲法第20条により信教の自由が保障されています．信仰は人にとって重要な価値観の1つであり，患者の信仰が医師の判断と合致しない場合でも，患者の価値観に基づいた合理的な判断であれば，尊重される必要があります．宗教的理由で輸血を拒否することも，患者の価値観に基づいた重要な決定であるといえます．

　救命のために医学的にはどうしても輸血が必要であるのに，患者が宗教団体「エホバの証人」の信者で，輸血を拒否する場合，医療側は深刻な問題に直面します．医療側は患者の生命を救命すべき義務と，他方では患者の宗教的信条に基づいた自己決定権を尊重すべき義務との狭間に立たされるからです．

　エホバの証人は，1870年にチャールズ・テイズ・ラッセルが創始したとされるキリスト教系の新興宗教です．1884年にアメリカ，ペンシルベニア州で宗教法人として認可され，全世界で約857万人の伝道師が活動し，日本にはアジア諸国でフィリピンに次いで多い21万人以上の信者がいるとされています．『新世界訳聖書』を使用し，輸血を拒否すること，格闘技・戦争に参加しないこと（良心的兵役拒否）などで知られ，主流派キリスト教（カトリック，プロテスタント，正教会）の基本信条を否定しています．

　この宗教の教義では，血を食しない，体内に入れない，他人に与えないとしています．これに基づいて輸血を拒否するため，代替医療として無輸血治療が選択されます．自己血輸血や血漿分画の使用については，各人の良心に基づいて決定するとしています．

　「患者の権利に関するWMAリスボン宣言」（付録6，p.9参照）の「尊厳に対する権利」には，患者の文化および価値観を尊重することが明記されています．また，2000年の輸血訴訟において，信仰上の理由による輸血拒否は，人格権の1つとして尊重すべき，という判決を最高裁が下しました（後述）．

　幼少者の輸血拒否では，成人の患者と同じ対応とはいきません．日本医師会は「医の倫理の基礎知識 2018 年版」の「エホバの証人と輸血」の中で，「自己決定能力がない幼少の患者」への必要な輸血を親権者が拒否した際の親権喪失または親権停止の申し立てを行うことへの配慮，実際に，緊急輸血を必要とした幼児が，病院，児童相談所，家庭裁判所の連携により救命された例があることに言及しました[9]．また，日本輸血・細胞治療学会など 5 学会ほか，9 団体からなる合同委員会は，2008 年に「宗教的輸血拒否に関するガイドライン」を定めました．

輸血・手術拒否に関する主な事件

a. 聖マリアンナ事件（1985 年 6 月事件）

　1985 年 6 月，川崎市において小学校 5 年生の少年がダンプカーと接触して両足を骨折し，聖マリアンナ医科大学病院に運ばれ，輸血を必要とする手術をすることになりましたが，両親がエホバの証人の信者で，輸血なしでの治療を求めました．病院側は説得しましたが，両親はどうしても輸血を受け入れず，少年は同日に死亡しました．

　この場合，刑法上は少年を保護すべき立場にある者が，それをしなかったために死亡したということで，保護責任者遺棄致死罪（刑法第 218 条，第 219 条）が成立するか否かという問題があります．親といえども子どもの生命まで支配することはできないので，その罪は成立するとも考えられます．しかし，親の輸血拒否は，信仰の教えを守って子に永遠の生命を得させようとする動機からであり，また輸血なしでの救命を願っているので，この罪は成立したとしても情状酌量となります．一方，医師はたとえ親の強い反対があったとしても，輸血を強行して少年の命を救うべきであったとの考えもありますが，当時は大学内の倫理委員会でこの基準をつくるまでに至っておらず，国民的な議論もまだ不十分でした．医師は輸血を受けさせようと十分に説得にあたった以上，医師の責任は問えません．この事件では，親にも医師にも保護責任者遺棄致死罪は問われませんでした．結局，ダンプカーの運転手には業務上過失致傷でなく致死の責任が問われ，罰金 15 万円の有罪となりました．

この事件は，全国の大学病院，国公立病院で「エホバの証人」の輸血問題について各病院の指針を準備するきっかけとなりました．

親の信仰を子どもの生命に不利益に押しつけることは，親権の濫用とも考えられます．将来子どもが自身の宗教上の信念をもつ機会を妨げてはならないでしょう．

b. 大分地裁判例（1985 年 12 月 2 日判決）

骨肉腫を発症した判断力のある成人男性が，輸血を必要とする切断手術をエホバの証人であるとして拒否しました．これに対して，両親が身分上の地位に基づき，患者に代わり病院に対し，手術およびそのために必要な医療行為を委任することができる旨の仮処分を申請しましたが，却下されました．この両親が，子が死亡すればその子から老後の生活扶養を受ける権利を失うとして，救命のために必要な手術を医療機関が行うよう求めたものでした．これに対して裁判所は，両親の親族権を認めた上で，①理解力・判断力を含め正常な精神能力を有する成人の拒否であり，それによって起こる自己の生命・身体に対する危険については，十分に自覚した上で拒否している，②真摯な宗教上の信念に基づいている，③個人の信仰の自由は尊重されなければならない，④拒否が不作為に止まること，として，「親が子から扶養を期待する権利は，本人の有する信教の自由に基づく真摯な要求を凌駕するものではない」すなわち，違法性はないと判断しました．この決定は，日本における輸血拒否問題の以後の論理的・実践的展開に大きな影響を与えました．

c. 東京高裁判例（1998 年 2 月 9 日判決）[10]

千葉県内の主婦（1997 年死亡）の遺族 4 人が，手術の際，無断で輸血を受けて精神的な苦痛を受けたとする裁判で，「同意得ず輸血，賠償命令」の判決を下して 55 万円の支払いを命じ，患者の自己決定権を認めました．稲葉威雄裁判長は「当裁判所は，当事者双方が熟慮した上で右合意が成立している場合には，これを公序良俗に反して無効とする必要はないと考える．すなわち，人が信念に基づいて生命を賭しても守るべき価値を認め，その信念に従って行動することは，それが他者の権利や公共の利益ないし秩序を侵害しない限り，違法となるものではなく，他の者がこの行動を是

認してこれに関与することも，同様の限定条件の下で，違法となるもので
はない」との判断を示し，「救助手段がない場合，輸血するという治療方針
を女性に説明すべきだった」と述べました．高裁は「人が信念に基づき生
命をかけても守るべき価値に従い行動することは，公共の福祉などに反し
ない限り違法ではない」として，絶対に輸血しないという特約があっても
公序良俗に反しないと判断しました．また自己決定権について「交通事故
による救急治療など特別な事情がある場合を除けば，人生のあり方や，死
に至るまでの生きざまを自ら決定でき，尊厳死を選択する自由も認められ
るべきだ」としました．この判決を受けて 1999 年 4 月，厚生省は，輸血に
は本人の同意を得ることを義務化しました．

d. 最高裁判例（2000 年 2 月 29 日判決）

悪性の肝臓血管腫で，輸血なしでは手術できないとされ，他の病院から
東京大学医学部附属病院に転院してきたエホバの証人の信者である患者
（63 歳女性）が，輸血拒否をしていたにもかかわらず手術中に輸血され，そ
れによって精神的苦痛を被ったとして，国に対して損害賠償を請求しまし
た．この病院では，患者が宗教的理由により輸血を拒否する場合，その信
条を尊重するものの，他に救命手段がない事態に至ったときは患者や家族
の許諾を得ずに輸血をする方針でした．

第一審判決は，絶対的無輸血[*1]の特約をしていたとしても，患者の生命
を救うために輸血を行ったもので違法性はないとして原告側の主張を退け
ましたが，第二審判決は，絶対的無輸血の合意は成立していないとした上
で，「仮にそれが成立しており，絶対的無輸血の条件下で手術を実施すると
してもそれが公共の利益や秩序に違反するものでないこと，患者の同意は
各個人が有する人生のあり方は自ら決定できるという自己決定権に由来す
るものであるから，病院側は輸血をするのであれば，手術に際してその旨
をよく説明すべきである」として，説明義務違反を理由に慰謝料の支払い
を命じました．

最高裁は，医師として医療水準に従う手術を行うことは，人命を救うこ

---

*1　**絶対的無輸血**　輸血以外に救命手段がない事態になっても輸血しないこと．

とを第一とする医師として当然のことと認めた一方,「患者が,輸血を受け
ることは自己の宗教上の信念に反するとして,輸血を伴う医療行為を拒否
するとの明確な意思を有している場合,このような意思決定をする人権は,
人格権の一内容として尊重されなければならない」とした上で,「医師は相
対的無輸血の説明を怠ったことにより,患者が輸血を伴う可能性のあった
この手術を受けるか否かについて意思決定をする権利を奪ったものといわ
ざるをえず,同人の人格権を侵害したものとして,精神的苦痛を慰謝すべ
き責任を負う」と判示し,第二審判決を支持しました.

　最高裁によるこの判決は,輸血拒否を人格権として認めています.病院
は,人格権を侵害したことになり,それにより被った精神的苦痛を慰謝す
べきであるという判断でした.

e. 大阪家裁岸和田支部判例（2005 年 2 月 15 日判決）

　2005 年に,先天性の脳の異常をもって出生した乳児は,重度精神運動発
達遅延もしくは死亡する可能性が極めて高く,医師が手術の必要性を説明
しましたが,両親は宗教上の考えから手術に同意しませんでした.病院側
が児童相談所に虐待通知を行ったところ,児童相談所長が家庭裁判所に対
し,親権喪失審判を申し立てました.また,審判確定まで両親の親権者と
しての職務執行を停止し,患児の疾患を専門とする医師をその間の職務代
行者として選任するよう,審判前の保全処分についても申し立てました.

　大阪家庭裁判所岸和田支部は,本案審判事件の結果を待っていたのでは,
その生命の危機ないしは重篤な障害を生じさせる危険があり,これを回避
するためには可及的早期に手術を含む適切な治療を行う必要性があること
から,未成年者の福祉および利益のためには,本案審判が効力を生じるま
での間,事件本人（父母）の親権者としての職務執行を停止する必要があ
るとして,2005 年 2 月 15 日にこの申し立てを容認しました.その理由に
ついては,父母が未成年者の手術に同意しないことは,たとえこれが宗教
的信念ないし確信に基づくものであっても,未成年者の健全な発達を妨げ,
あるいは生命に危険を生じさせる可能性が極めて高く,未成年者の福祉お
よび利益の根幹となる,生命および健康な発達を害する結果になるものと
いわざるをえないとしています.また,患児の疾患に精通した医師が親権

停止期間中の職務代行者となることは，子にとって最も適切な医療処置を選択する能力があるとして認めました.

この判決は，幼少者の治療拒否が宗教的理由であったとしても，児童虐待防止の枠組みにおける医療ネグレクトにあたると判断されることを示唆しています．親権への法的介入にはもっと時間がかかるものですが，この頃から，人命に関わるような緊急性の高いケースでは，裁判所が短期間で親権停止の保全処分を出せるようになりました.

f. 名古屋家裁判例（2006 年 7 月 25 日判決）

重度の先天性心疾患を有する乳児は，乳児期の手術が必要でしたが，病院や児童相談所職員による説得に対して，両親は宗教上の考えを理由に同意しませんでした．児童相談所長が家庭裁判所に対し，親権喪失審判を申し立て，審判確定までの職務代行者として弁護士を選任する審判前の保全処分を申し立てました．名古屋家庭裁判所は 2006 年 7 月 25 日の審判で，事態を放置することは乳児の生命を危うくすることにほかならず，父母の手術に対する同意拒否は合理的理由を認めることができず，親権の濫用にあたるとして申し立てを認めました.

輸血拒否への医療機関の対応

川崎市の聖マリアンナ事件以来，医師会をはじめ，さまざまな学会，大学，医療施設の医の倫理委員会で，宗教的理由による輸血拒否に関するマニュアルが示されるようになりました.

日本輸血・細胞治療学会は，2008 年に宗教的輸血拒否に関する合同委員会報告として，「宗教的輸血拒否に関するガイドライン」（付録 9）を発表しました[11]．ガイドラインの基本方針では，輸血治療が必要となる可能性のある患者について，18 歳以上，15 歳以上 18 歳未満，15 歳未満の場合に分けて，医療に関する判断能力と親権者の態度に応じた対応が整理されました（図 3-4）.

輸血療法とインフォームド・コンセント

厚生労働省は，2005 年 9 月に発表した「輸血療法の実施に関する指針」

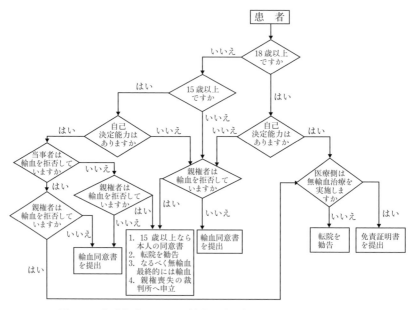

図 3-4　未成年者における輸血同意と拒否のフローチャート
（出典）宗教的輸血拒否に関する合同委員会報告：宗教的輸血拒否に関するガイドライン．2008.
http://yuketsu.jstmct.or.jp/wp-content/themes/jstmct/images/medical/file/guidelines/
Ref13-2.pdf（2021 年 2 月 12 日閲覧）

（改訂版）の中で，患者や家族に，①輸血療法の必要性，②使用する血液製
剤の種類と使用量，③輸血に伴うリスク，④副作用・感染症救済制度と給
付の条件，⑤自己血輸血の選択肢，⑥感染症検査と検体保管，⑦投与記録
の保管と遡及調査時の使用，⑧その他，輸血療法の注意点，の 8 項目につ
いて，理解しやすい言葉で十分に説明し，同意を得た上で同意書を作成す
ることとしています．同意が得られない場合，基本的に輸血をしてはなり
ません．

医療側がなすべき課題

　これまでの裁判例を踏まえて，治療拒否により生命の危機が生じる場合
など特殊な状況では，親の同意が得られなくても，輸血が可能となりまし
た．実際には，ガイドラインの趣旨を尊重しつつ，医療施設内で十分に討

議を行い，倫理委員会などで承認を得た上で，その施設に見合う形で運用することになります．そのためには，患者の判断能力を判定する体制，主治医を含む複数の医師による委員会の整備などを施設ごとに定めておく必要があります．

患者の自己決定権と医師の裁量権

　信仰により教えを守って天国での永遠の生命を願い，そのために生命の危険をも顧みず輸血を拒否するエホバの証人の信者の意思は，自殺意思とは区別され，憲法の信教の自由や思想・良心の自由の保障を受け，尊重されるべき自己決定権，保障されるべき人格権です．したがって医師は，憲法第12条に由来する国民の権利保持義務に基づき，患者の意思を尊重する義務を負います．他方，医師は職業倫理により，憲法の保障する個人（患者）の生命権を保護する義務があるのは当然です．そこで輸血拒否に直面した医師は，この両義務の狭間に立つことになります．

　義務衝突の法理では，両義務が衝突する場合には履行できなかった結果については法的責任を問わないとしています．したがって，医師が患者の輸血拒否意思を尊重して輸血しなかったために患者が死亡したとしても，保護責任者遺棄致死罪や不法行為の責任は生じないことになりますし，また，逆に生命救命が優先するとの信念のもとに輸血を強行したからといって，患者からそれを不法として慰謝料請求を訴えられても，その責任を負うことはありません．

　結局，医師がその信念に基づいて真摯な行動をする限り，どちらを取っても法的責任は負わないことになるというのが従来の考え方でしたが，1998年2月9日の東京高裁はエホバの証人の信者であった女性患者の腫瘍の摘出手術に際し，輸血拒否を訴えたにもかかわらず，大量出血があったため輸血に踏み切った裁判で「治療方針が患者の思いと一致しなければ，医師はそのことを患者に説明し，それでも治療や手術を受けるかどうか，選択する機会を与えるべきだった」とし，その手続きを怠った医師らに損害賠償の支払いを命じました．この患者の場合，手術をしたからといって必ずしも治癒が望める腫瘍ではありませんでした．

この事情を考慮すると，この女性が相対的無輸血^{*2}の条件下で手術を受けるかどうかの選択肢は，尊重すべきであったといえます．その後 2000 年に，人格権は何にもまして尊重されるべきという判断が最高裁によって示されたのでした（前述）．

E　人殺しの死

医学的には，胎児と人の区別はありませんが，胎児と人を区別する基準として，刑法では胎児の一部が母体から出た時点で人としてその生命を保護しています．その理由は，一部が母体から出た時点で，十分成熟した新生児であり，母体外での生活が可能であること，一部が母体から出たところで殺害しうる可能性があると考えるからです（一部露出説，刑法）．母体から一部露出した瞬間から皆平等に人とみなされ，殺されると殺人罪が適用されるのです．大人が殺害されても赤ん坊が殺害されても，等しく殺人罪が成立します．

胎児を殺害すれば，堕胎罪という犯罪として罰せられます．嬰児（えいじ）と呼ばれる，生まれたばかりの新生児や乳児を殺害する嬰児殺は，殺人罪が適応されますが，出産時に心拍や呼吸，随意筋の運動が認められない死産児の場合は嬰児殺とはなりません．

嬰児殺の法的取り扱い

日本では嬰児（みどりごとも読む．新生児から乳児）のみの殺害に関する法律はなく，成人同様に殺人罪が適応されます．加害者は母親（養母）であることが多く，妊娠分娩の経過を通じて妊産婦は身体的かつ精神的に不安定な状態にありますから，刑としては情状酌量にされることが多くな

＊2　相対的無輸血　手術にあたってできる限り輸血をしないこととするが，輸血以外に救命手段がないときには輸血をすること．

ります.

　医学的視点から故意か過失を明確にした上で，以下の罪名がそれぞれの場合につけられます.

　刑法第 199 条：殺人

　刑法第 212 条：堕胎

　刑法第 218 条：保護責任者遺棄等

　刑法第 210 条：過失致死

　刑法第 211 条：業務上過失致死傷等

　刑法第 190 条：死体損壊等

殺　人

　殺人では，刑の下限は 3 年の懲役ですが，情状がよければその半分の 1 年 6 ヵ月まで軽くすることができ，正常な判断を下せない状況（心神耗弱）では，その約半分の 8 ヵ月まで刑を軽くすることができるとされます（刑法第 66〜72 条）. 刑を言い渡すとき，その刑が 3 年以下の期間内で刑の執行を猶予し，その期間中問題なく経過すれば刑の言い渡しはなかったものとする執行猶予制度があり，有罪の宣告を受けても無罪と同じになる場合があります. 刑が減刑されるのは，被害者側に悪い状況がある場合，犯人に情状酌量の余地があることが最大の理由です.

自　殺

　キリスト教文化の影響を色濃く受けたヨーロッパの刑法では，歴史的に自殺は犯罪として，その未遂者は処罰されていました. 過去には，自殺者は教会での葬式や教会墓地への埋葬が禁止され，遺体は十字路に埋めるというひどい扱いを受けた時代もあったといいます. しかし，現在ではキリスト教社会でも自殺禁止法は姿を消し，1961 年のイギリスにおける法改正を最後に，法律で自殺禁止をうたう国はなくなりました.

　日本では，自殺未遂者は刑法で処罰しないまでも，刑法第 199 条での「人を殺したる者」という場合の「人」には本人も含まれていると解釈する刑法学者もいます. 裁判所も「自殺はなお公益上認知すべきに非ず」（大審院

大正4年4月20日判決）と宣言しました．

　自殺が法律で禁止される理由は，人の生命はその本人のものであるばかりではなく，国家ないし社会自体の利益であるからです．国家や社会は人の集合体であり，人がいなくなればその存在の基盤を失うので，自殺は禁止ということになります．しかし，自殺は犯罪であったとしても，自殺を決意するには，それだけのやむをえない事情があったのですから，刑を科してまで責めるのは残酷です．一方，自殺が未遂に終わって一命を取り留めたにもかかわらず，犯罪として処罰するのは，「もう一度死ぬ」ということと変わりませんから，処罰はしないと解釈されています．この考え方は，国家・社会に立った立場での考え方といえます．今の個人尊重の立場からすると，生きる希望を失った人が自らの手で生命を放棄することに法律が介入することは，個人の尊厳に対する侵害であるとされています[12]．

自殺関与・同意殺人

　刑法第202条では，「人を教唆し若しくは幇助して自殺させ，又は人をその嘱託を受け若しくはその承諾を得て殺した者は，6月以上7年以下の懲役又は禁錮に処する」と規定されています．前半は自殺の関与（教唆・幇助）に関する規定，後半は同意殺人（承諾殺人・嘱託殺人）に関する規定です．

　自殺関与罪には2つあります．1つは，判断能力のある人に対して自殺するようにそそのかし，自殺の決意をさせる犯罪（自殺教唆），もう1つは，自ら自殺しようとしている人に精神的ないし物理的方法で幇助し，自殺を容易にさせる犯罪（自殺幇助）です．

　同意殺人にも2つの型があり，1つは被殺者から懇願などの嘱託を受けて殺す場合（嘱託殺人）で，安楽死のケースがこれに入ります．もう1つは，「心中」を企て，一緒に死んでくれと持ち掛けたのに対して，相手がこれを承諾したので殺した場合（承諾殺人）です．これら4つの罪を，同じ刑で処罰しています．

　自ら生命を放棄する自殺には，法が介入すべきではないとすると，それを手伝ったり頼まれたりして人を殺す場合への法の介入については，どの

ように考えるべきなのでしょうか.

　自殺が許容されるのは, 本人だけが自分の人生の選択を決定できるという意味からで, 他人の生命に介入することは許されません. もっとも, 本人は生命を自ら放棄しているのですから, 死ぬつもりのない人を殺す場合とはまったく異なります.

　自殺, 自殺関与, 同意殺人の基礎にある考え方は, 個人のプライバシーの尊重, 自己決定権で, この延長上に安楽死と尊厳死があるのです.

遺体と死体

　人の死を表現するこの2つの言葉は, 区別して使われています.「死体」は, 死んだ状態の身体であり, 一般的な表現として「車の中で2人の死体が発見された」「水死体が湖畔に打ち上げられた」「身元不明の死体」のように用いられます. それに対して「遺体」は, 死体のアイデンティティが特定されていて, 生前におけるその人の行為やその人をめぐる人間関係が明らかにされる場合に使われています. また, 死体となった人が生きていたときに親しい関係をもっていた人々(家族, 同僚など)の存在が考慮されるときに用いられます.「△△さんの遺体を引き取る」「行方不明となった方の遺体の捜査」「遺族が遺体と対面する」などと表現されます.「死体」という場合は, より物質的で物体のニュアンスが強く,「遺体」は儒教の経書である礼記の表現を受けて「父母が残した身体・子」という意味で,「死体の身体」という意味が二次的にあると考えられます.

日本人の遺体へのこだわり

　アメリカ人の多くが, 家族が亡くなると, あたかも生きて眠っているかのようにみえる遺体の処置(エンバーミング)を行い, 埋葬します. 一方, 日本人が遺体にこだわるのは, 遺体をミイラ状に保存するとか, 遺骨を家の中に置くとか, 遺骨を肌身離さず持っているとかということではありません. 仏教文化が浸透している日本では, 遺骨を家の中に置くのは「死体が成仏しない」として, むしろ忌避しています. 日本人のこだわりとは, 遺体が自分の家族のものに違いないことを確認することへのこだわりで

す．その上で，遺体ないし遺骨を埋葬目的に処置（火葬し，骨壺に納め，納骨堂や墓地に安置して祀る）することにあります．日本政府が，長期間にわたって第2次世界大戦中に海外で戦死した人々の遺骨の収集事業を行っていることからもわかりますし，1985年8月に起きた日本航空機墜落事故の際に，遺族が遺体の収集と確認のために取った行動からも，日本人の遺体へのこだわりは明らかでした．海外では，火葬は死体損壊行為の一種であると考える国もありますし，日本でも土葬が一般的な時代がありました．遺体や遺骨に対する考え方や価値観は，地域や時代によっても変わるもので，一定ではありません．

F　長寿社会と健康寿命 —望ましい生とその終焉—

　厚生労働省が公表した「令和元年簡易生命表の概況」[13]によれば，2019年の日本人の平均寿命は男性81.41歳，女性87.45歳で，過去最高を更新しています．前年の2018年と比較すると，男性0.16歳，女性は0.13歳上回っています．他の長寿国には，香港（男性82.34歳，女性88.13歳），スイス（男性81.7歳，女性85.4歳），スペイン（男性80.87歳，女性86.22歳）などがあります．平均寿命とは，0歳（出生時）の人が平均して何歳まで生きるかを表す数値で，調査年に亡くなった人の平均年齢ではありません．上記の平均寿命は，2019年に生まれた0歳時の平均余命なので，0歳男児なら81.41歳まで，0歳女児なら87.45歳まで，平均して生きることを意味します．1947年の平均寿命（男性50.6歳，女性53.96歳）との比較では，この70年間で，男女ともに30歳以上長くなっています．

　医療技術の発展により，今後さらに日本人の平均寿命は伸びることが予想されています．しかし，平均寿命が伸び続ける一方で，寝たきり状態の高齢者が増えることは社会問題の1つでもあります．要支援や要介護状態にならず，健康的に生活できることを示す指標には，健康寿命があります．2018年に厚生労働省が公表したまとめによると，日本人の2016年の健康

寿命（日常生活に制限のない期間の平均）は男女ともに過去最高を更新し，男性は 72.14 歳，女性は 74.79 歳でした．2013 年の健康寿命と比較すると，男性は 0.95 歳，女性は 0.58 歳伸びています．健康寿命の推移を 2001 年からみると，15 年で男女ともに 2 歳以上延伸しています．

　平均寿命と健康寿命とでは，およそ 10 歳前後の差があります．この期間は要支援・要介護の状態にあるということで，高齢者自身の生活の質 quality of life（QOL）に関わるだけでなく，介護や医療費などにも大きな影響を及ぼします．寝たきりの期間が長くなるほど，介護の担い手となる家族の精神的・身体的・経済的負担の大きさも看過できません．近年では，介護殺人のニュースを目にすることもあります．高齢者やその家族の QOL の向上，経済問題や社会課題の解決においても，健康寿命を伸ばし，平均寿命と健康寿命の差を縮めることが重要になります．

　アメリカの老年学 gerontology から生まれた言葉に「サクセスフルエイジング successful aging」があります．高齢になっても心身ともに健康で，自立した社会生活が送れることを理想とする考え方で，その中で重要なポイントの 1 つとしてあげられているものが，高齢者の「プロダクティビティ productivity（生産性）」です．プロダクティビティの概念を初めて提唱したアメリカの精神科医ロバート・バトラーは，高齢者がもつ，賃労働等だけではなくボランティア活動も含む広い意味での生産性を社会に活用することを訴えました[14]．

　少子高齢社会である日本では，高齢者を支える若年層が少なくなります．戦後のベビーブーム世代と呼ばれる「団塊の世代」は，2025 年に 75 歳以上の「後期高齢者」になり，特に都市部において高齢者の増加は顕著です．人口減少も進むことから，元気な高齢者たちには，何らかの社会的役割を担うことが求められており，高齢者も，経済活動や地域活動に積極的で「生涯現役」を目指すなど，意識の変化がみられます．独居高齢者も増加している中では家族に頼ることも難しく，健康管理や日常生活の維持のため，高齢者が自ら自覚して行動することが求められます．

　2013 年に閣議決定された日本再興戦略の「戦略市場創造プラン」の中で，「国民の健康寿命の延伸」が第 1 のテーマとなりました．同戦略では，①効

果的な予防サービスや健康管理の充実により，健やかに生活し，老いることができる社会，②医療関連産業の活性化により，必要な世界最先端の医療等が受けられる社会，③病気やけがをしても，良質な医療・介護へのアクセスにより，早く社会に復帰できる社会，の 3 つの社会像の実現を目指すとされています．元気な高齢者が増え，健康長寿を伸ばすことは，日本の将来に関わる重要課題です．

G　死亡確認と死因究明

　超高齢社会を迎えた日本の年間死亡者数は 2004 年以降，100 万人を超え，毎年増加しています．2024 年には年間 150 万人を超え，多死社会が訪れると考えられます（図 3-5）．高齢者の増加に伴って死亡者数が増えてくると，死亡場所も変化してきました（図 3-6）．1951 年頃は，8 割以上が自宅で死亡し，医療機関での死亡は 2 割程度でした．その割合が，同じ 5 割になったのは，1975 年でした．以降は医療機関で死亡する割合が増え，現在は 8 割程度となっていますが，今後，高齢者の在宅医療がさらに普及すれば，むしろ自宅で亡くなる割合が増えてくるでしょう．

　一人暮らしをする高齢者も増加しています．2005 年には約 387 万人でしたが，2015 年に約 593 万人まで増加しました（表 3-6）．

　高齢者の一人暮らしの場合，自宅で亡くなって発見される場合も想定されます．家族と一緒に暮らしていても，死亡してから発見される場合もあります．どちらも手順を踏んで死因究明を行い，亡くなった人の尊厳を守る必要があります．以下のケースについて，それぞれの対応が少し異なります．

> **ケース 1**：90 歳女性．自宅で一人暮らしをしていた．ある朝，隣人が回覧板を持って訪ねると，彼女が自宅玄関で倒れているのを発見した．救急隊を呼んだがすでに死亡しており，死体硬直が認められた．前日

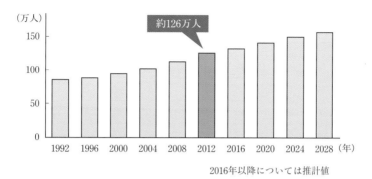

図 3-5　わが国における年間死亡者総数，年間死亡数の増加等

（出典）内閣府死因究明等施策推進室：死因究明等の推進．
　　　　https://warp.da.ndl.go.jp/info:ndljp/pid/11485490/www8.cao.go.jp/kyuumei/leaflet1.pdf
　　　　（2021 年 1 月 15 日閲覧）

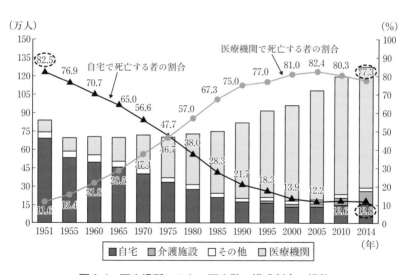

図 3-6　死亡場所にみた，死亡数・構成割合の推移

資料：厚生労働省政策統括官付人口動態・保健社会統計室「人口動態統計」より厚生労
　　　働省政策統括官付政策評価官室作成
（注）　1.「介護施設」は，「介護老人保健施設」と「老人ホーム」を合計したもの．
　　　　2.「医療機関」は，「病院」と「診療所」を合計したもの．
　　　　3. 1990 年までは老人ホームでの死亡は，自宅又はその他に含まれる．
（出典）厚生労働省：平成 28 年厚生労働白書．p.15.
　　　　https://www.mhlw.go.jp/wp/hakusyo/kousei/16/dl/all.pdf（2021 年 2 月 15 日閲覧）

表 3-6　65 歳以上の一人暮らし高齢者の動向

（千人／％）

		昭和 55 (1980)	60 (1985)	平成 2 (1990)	7 (1995)	12 (2000)	17 (2005)	22 (2010)	27 (2015)
一人暮らしの者	男	193	233	310	460	742	1,051	1,386	1,924
	女	688	948	1,313	1,742	2,290	2,814	3,405	4,003
	計	881	1,181	1,623	2,202	3,032	3,865	4,791	5,928
対高齢者人口比	男	4.3	4.6	5.2	6.1	8	9.7	11.1	13.3
	女	11.2	12.9	14.7	16.2	17.9	19	20.3	21.1

資料：平成 27 年までは総務省「国勢調査」
(注)　1.「一人暮らし」とは、上記の調査・推計における「単独世帯」又は「一般世帯（1 人）」のことを指す.
　　　2. 四捨五入のため合計は必ずしも一致しない.
(出典) 内閣府：平成 29 年版高齢社会白書（全体版）. より改変.
https://www8.cao.go.jp/kourei/whitepaper/w-2017/html/zenbun/s1_2_1.html（2021 年 1 月 16 日閲覧）

のお昼頃，隣人は玄関の草取りをしている彼女と会話している.
ケース 2：85 歳男性. 末期の肺がんで，自宅で在宅医療を受けていた. 様子がおかしいと気がついた家族から，かかりつけ医が連絡を受けた. 患者は死亡しており，すでに冷たく，死体硬直が発現していた. 最終の診察は，ほぼ 2 日前であった.

　ケース 1 では，救急隊は死体を搬送することができないので，警察に現場を引き渡します. 警察による検視が行われ，事件の有無が判断されます. 事件性が疑われ，必要があれば，検察庁の指示のもと，裁判所の許可を得て法医解剖が行われます. その後，警察から遺族へ死体検案書とともに遺体が引き渡されます.

　検視の結果，事件性が否定され，法医解剖の必要性がないと警察に判断された場合，検案医によって死体検案書が発行され，警察から遺族に遺体が引き渡されます.

　ケース 2 では，在宅医療を受けていたので，かかりつけ医が対応します. まず，死後診察（検案）を行い，外傷や窒息などの異状がないことを確認

し，診療中の肺がんで死亡したと診断された場合には，かかりつけ医は，死亡診断書もしくは死体検案書のどちらかを発行します．2つの書類の内容はまったく同じですが，書類の冒頭に記される名称が異なり，どちらかを選択して医師が発行します．死後診察によって異状がないと判断される場合には，警察に届ける必要はありません．

医師法第20条には，「医師は，自ら診察しないで治療をし，若しくは診断書若しくは処方せんを交付し，自ら出産に立ち会わないで出生証明書若しくは死産証書を交付し，又は自ら検案をしないで検案書を交付してはならない．但し，診療中の患者が受診後二十四時間以内に死亡した場合に交付する死亡診断書については，この限りでない」とあり，最後の診察から24時間以内に診療中の疾患で亡くなった場合には，そのまま死亡診断書を発行してよいとしています．ケース2は，最後の診察から2日あまり経過していることを考えると，厚生労働省からの通知「診察中の患者で，最後の診察から24時間以上経過した場合であっても，改めて診察して異状がなければ診断書を発行できる」に従って，死後診察後に死亡診断書を発行するのが一般的な対応と考えられます．発行する書類が死体検案書であっても，死後診察していますから問題はありません．担当医師の考え方（裁量権）の範囲の問題になります．

医師が死後診察を行い，診療中の疾患で死亡したとはいえない状況や，外傷や窒息の所見などの異状があった場合には，死後診察から24時間以内に所轄警察署に届けなくてはなりません．届け出は，口頭や架電によってなされます．

文　献

1) 脳死判定基準のマニュアル化に関する研究班：法的脳死判定マニュアル.
   https://www.jotnw.or.jp/files/page/medical/manual/doc/noushi-hantei.pdf（2020 年 11 月 6 日閲覧）
2) トマス・モア：ユートピア. 平井正穂訳，岩波書店，1957.
3) ベーコン：学問の進歩. 服部英次郎，多田英次訳，岩波書店，1974.
4) 片桐資津子：尊厳死の支援体制に関する比較研究―米国のオレゴン州，ワシントン州，バーモント州の事例分析―. 現代社会学研究，31，p.19-35，2018.
5) 唄孝一：解題・カレン事件―シュピリア・コートの場合. ジュリスト，616，p.58，1976.
6) 唄孝一：カレン事件をめぐって1 ミューア判事にきく上. ジュリスト，712，p.138，1980.
7) 西原春夫：刑法総論. p.237，1977.

8）藤木英雄：刑法講義各論．p.191，1977.
9）吉田雅幸，藍真澄，梶原道子：エホバの証人と輸血．医の倫理の基礎知識 2018 年版．日本医師会，2018.
http：//www.med.or.jp/doctor/rinri/i_rinri/b06.html（2020 年 11 月 19 日閲覧）
10）加藤尚武：脳死・クローン・遺伝子治療―バイオエシックスの練習問題．PHP 研究所，1999.
11）宗教的輸血拒否に関する合同委員会報告：宗教的輸血拒否に関するガイドライン．2008.
http:// yuketsu.jstmct.or.jp/ wp- content/ themes/ jstmct/ images/ medical/ file/ guidelines/ Ref13-2.pdf（2021 年 2 月 12 日閲覧）
12）大谷實：いのちの法律学―脳死・臓器移植・体外受精．p.49，筑摩書房，1985.
13）厚生労働省：令和元年簡易生命表の概況．
https：//www.mhlw.go.jp/toukei/saikin/hw/life/life19/index.html（2020 年 12 月 19 日閲覧）
14）ロバート・バトラー，ハーバート・グリーソン編：プロダクティブ・エイジング　高齢者は未来を切り開く．岡本祐三訳，日本評論社，1998.

第 4 章

生と死のケア

A ターミナルケアからエンド・オブ・ライフケアへ
―QOL の重要性―

　ターミナルケア terminal care は，死に向かっていく人の QOL（クオリティ・オブ・ライフ quality of life）の向上を目指すケアです．terminalが終末期を意味するため，終末期医療と訳されることもありますが，「人生の最終段階における医療・ケア」という意味で使われています．

　QOL については，life をどうとらえるかによって意味合いが違ってきます．「生命の質」と訳す場合は，自分の生に対する満足感を表現しています．医療においては「生活の質」と訳し，身体的，精神的，社会的に，普段通りに機能できる状態を指していることが多いようです．結局のところ，「生命の質」を高めるためには，「生活の質」が保たれていることが必須です．その両方の意味において QOL を高めることが，医療にとっての目標であるといえます．

　医療の現場には，どのような時代でも，常に終末期の問題があります．医療者は，患者にとって最善と思われる治療を行い，完治が難しい場合でもできるだけ延命すべきという考え方が優先されてきた時代もありました．一方で，人間としての尊厳ある生き方を尊重すべきであり，治癒が見

117

込めない場合には，無理な延命処置はせずに，自然の成り行きに任せて人間らしく死を迎えてほしいという意見もあります．前述した，尊厳死，安楽死において課題とされた，尊厳や自己決定権に関わる考え方です．

エンド・オブ・ライフケア

　医療の進歩や社会の健康への関心の高まりと相まって，超高齢社会が到来し，慢性疾患患者が増大しています．これらにより生じた課題は，ターミナルケアのあり方についても変化をもたらし，がん患者の心身の苦痛に対して行われてきた「緩和ケア」や，終末期に特化した「ターミナルケア」だけでは不十分であるという考え方が生じてきました．療養の場が病院だけではなくなったことから，在宅や各種高齢者ケア施設での看取りなど地域でのターミナルケアを構築していく必要性が高まっています．このような背景から，「エンド・オブ・ライフケア」という，これまでの緩和ケアやターミナルケアを包括する，広い意味をもつ概念も生まれてきました．

　エンド・オブ・ライフケアとは，「診断名，健康状態，年齢にかかわらず，差し迫った死，あるいは，いつかは来る死について考える人が，生が終わるときまで最善の生を生きることができるように支援すること」と定義されています[1]．死を迎えることを他人事といえる人はいませんから，病いや老いと向き合い，最期のときにどのような医療やケアを希望するのかを，子どもから高齢者まで，すべての人が考えるべきという概念です．病の床に伏したときとは限らず，人生の一部であるエンド・オブ・ライフについて考え，家族や友人など，親しい人と語り合うことを大切にする文化をつくりだすことが重要です．

　患者・家族と医療者が，差し迫った死やいつか訪れる死を意識するようになった頃から始まる年単位に及ぶ幅のある活動で，これには地域を包括したチームアプローチが必要です．命の終わりである「エンド」のみに着目するのではなく，生活する本人（患者）を中心に据え，患者と身近な大切な人たち（家族）と専門職（医療者）とが共同作業で，本人の生活，命，人生について考える合意形成の過程を指します．患者，家族，医療者，介護従事者は，治療方針や療養・看取りの場等を多様な選択肢の中から一緒

に考え，本人にとってのよい死を迎えられることを目標に，話し合いを繰り返し，合意形成を行いながらともに歩みます．

　エンド・オブ・ライフケアは，人生の軌跡を関係者とともに描くことです．健康の維持・管理に始まり，急性期医療と地域との連携，在宅医療や介護，それらすべてを支える地域ネットワークの中で，今，どのような医療やケアを選択すべきか，今後どうすることが一番よいのかといったことを 1 つひとつ話し合うことの積み重ねによって人生の軌跡がつくられます．病状が変化し，治療の変更を迫られる中で，どのように最期まで生きたいのかを，患者本人，家族，医療者，介護従事者らが話し合い，多様な選択肢から必要な医療・介護を選び取り，看取りに向けて豊かな時間を過ごし，人生を肯定的にとらえ，信頼している人たちとの関係性の中で，その人らしい最期の時を迎えられるようにする支援が，エンド・オブ・ライフケアです．

　医療者が生物学的「生命」を最優先してきた時代から，人間の尊厳ある生き方としての「命」を大切にする時代へと変遷しています．自己決定権の尊重と相まって，「その人にとっての最善」をサポートする，このような新しい医療が展開されているのです．

病いの軌道

　エンド・オブ・ライフケアの実践では，事前に本人，家族，医療者，介護従事者らが今後の医療やケアの意向等をよく話し合い，合意形成しておくことが大切です．そのためには，代表的な身体機能の経過を理解し，患者の今後の状態，生活の見通しを予測して支援することが求められます．高齢者，慢性疾患患者の死亡リスクの変化を，「時間軸と機能軸」の関係としてとらえ，実際の患者の状態と比較することで患者の現在の状況や，機能低下，死亡のリスクを把握することに役立ちます（図 4-1）[2]．

a. 突然死

　健康な状態から，いきなり死亡するので，「終末期」はほとんどないか，あってもごく短期間です．死亡の予測は不可能で，ターミナルケアや遺族へのグリーフケアが大切になります．

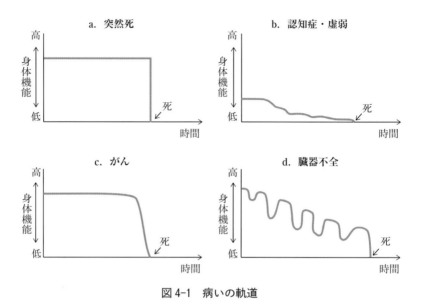

図 4-1　病いの軌道

b. 認知症・虚弱

　認知症，脳血管疾患後遺症，老衰等に代表される経過で，罹患してから数年～10年以上にわたり，徐々に日常生活動作 activities of daily living（ADL）が低下します．つまり，日常生活を送るために最低限必要な動作である起居・移乗・移動・食事・更衣・排泄・入浴・整容などを行う能力は低下し，発語や会話能力も衰えます．

c. がん

　根治不能ながんの診断を受けてから数年が経過し，最期の1～2ヵ月で急激に身体機能が低下します．その際，緩和ケアが導入されてきました．

d. 臓器不全

　心不全，呼吸不全，肝不全，腎不全などでは，しばしば急性増悪と緩解を繰り返しながら，ADL が徐々に低下する軌道をたどります．ケアが長期に及ぶため，慢性期のケアと急性増悪期のケアが混在し，療養の場も変わることが考えられます．頻繁な急性増悪を繰り返し，多くは数年で死を迎えます．

　以上のような「病いの軌道 illness trajectory」を理解することで，患者がどの時期にあり，今後どのような経過をたどるのかを予測することができます．その上で，その人にとって最善の治療やケアとは何かを考え，患者に適切な情報を提供し，選択を促すことができます．

アドバンス・ケア・プランニング（ACP）

　死を目前としたときには，認知機能の衰え，意識消失などで意思決定能力が低下し，患者の意思を尊重しながら治療方針や療養の場などを決定していくことは難しい場合も多く，大きな課題となっています．そのような場合を想定したアドバンス・ケア・プランニング advance care planning（ACP）という方法があります．これは，直訳すれば「事前に医療やケアの計画を立てること」という意味ですが，「患者本人の意思表示が可能なときに，自らのエンド・オブ・ライフについての考えを決め，事前に医療やケアの計画を立てること」を意味しています．本人の価値観や自己決定権を尊重するがゆえの将来計画です．患者本人による意思表示ができない場合は，家族などの代理意思決定者が，本人の意向や意思を推定して，前もって計画を立てます．

　ACP は，人生の最終段階を意識した意思決定支援の方法として医療や介護の現場で広がり始めています．イギリスの National Health Service（NHS）のガイドラインには「将来の意思決定能力の低下に備えて，今後の治療・ケア・療養に関する意向，代理意思決定者などについて患者・家族，そして医療者があらかじめ話し合う過程（プロセス）」と記されています[3]．

　ACP は，1990 年代のアメリカで，意思決定支援の必要性が議論される中で生まれました．それ以前のアメリカでは，自分が意思決定できなくなったときの医療行為への意向（リビング・ウィル）と代理意思決定者の指定を，法的に定められた文書や口頭指示で表明することを推進していました．これを，アドバンスディレクティブ advance directive（AD）といいます．

　AD と ACP の最も異なる点は，その目指すところにあります．AD の目標が事前指示書を作成することである一方，ACP は，患者本人・家族・

医療者による継続した話し合いのプロセスを経て，相互理解を得ることが目標です．ADは患者1人で決定し，文書を作成することができます．話し合いの過程は重要視されず，その判断の理由や根拠が家族や医療者に共有されないため，理解し合うことを難しくしています．ACPは，複数人による複数回の話し合いの過程を重視し，価値観や希望，周囲との関係性など，選択の背景となることも理解し，共有することを重視しています．患者本人にとっての最善を目指した話し合いのプロセスから相互理解や信頼関係が生まれ，本人が意思決定能力を失った場合も，周囲の人が本人の意思を尊重した選択をすることが可能となります．

人生の最終段階における
医療・ケアの決定プロセスに関するガイドライン[4, 5]

　2018年3月，厚生労働省は，「人生の最終段階における医療・ケアの決定プロセスに関するガイドライン」(付録10)を改訂しました．このガイドラインは，2006年3月に発覚した富山県の射水市民病院での人工呼吸器取り外し事件をきっかけに検討されるようになり，2007年に取りまとめられた「終末期医療の決定プロセスに関するガイドライン」がもとになっています．「終末期医療の決定プロセスに関するガイドライン」では，人生の最終段階の医療のあり方について，医療者からの適切な情報提供と説明に基づいて患者が医療者とよく話し合い，患者本人による意思決定を基本とすることが確認されました．また，人生の最終段階の医療およびケア方針を決定する際は，医師の独断ではなく，医療・ケアチームによって慎重に判断することなどが盛り込まれています．4回目の改訂版である「人生の最終段階における医療・ケアの決定プロセスに関するガイドライン」では，地域包括ケアの構築への対応，ACPについての内容が加えられました．

　改訂されたガイドラインの特徴は，病院だけでなく，在宅医療・介護の現場でも活用できるよう，名称に「ケア」の言葉を入れたことと，医療・ケアチームの中に介護従事者が含まれることを明記したことです．担当の医師のみではなく，看護師，ソーシャルワーカー，介護支援専門員等の介護従事者などで構成されたチームで支援することの重要性を強調していま

す．病院に限らないことから，「患者」ではなく，「本人」という用語が使われるようになりました．

ACP が取り入れられたため，本人や家族等と医療・ケアチームによる話し合いのプロセスを重要視しています．さらに，本人による意思決定を基本とし，医療やケアの方針を決める際には，医師が独断で判断するのではなく，チームによる慎重な判断を行うように求められています．話し合った内容は，その都度，文書にまとめておくことが必要です．

人生の最終段階に，本人が意思を伝えられない状態になる前に，ガイドラインでは「本人の意思を推定する者」，つまり代理意思決定者を前もって決めておくことが重要であると記載されました．代理意思決定者は本人の意思や希望を踏まえ，本人にとっての最善な選択を医療・ケアチームと話し合い，決定します．今後は単身世帯の増加が予想されるため，家族だけではなく，親しい友人等も代理意思決定者になれると明記されました．

ホスピス・緩和ケアとは[6]

世界保健機関（WHO）は，1990 年に緩和ケアを以下のように定義しました．「緩和ケアとは，治癒を目指した治療が有効でなくなった患者に対する積極的な全人的ケアである．痛みやその他の症状のコントロール，精神的，社会的，そして霊的問題の解決が最も重要な課題となる．緩和ケア目標は，患者とその家族にとってできる限り可能な最高の QOL を実現することである．末期だけでなく，もっと早い病期の患者に対しても治療と同時に適用すべき点がある」（日本ホスピス緩和ケア協会訳）．そして，2002 年には，これを改訂し，「緩和ケアとは，生命を脅かす病に関連する問題に直面している患者とその家族の QOL を，痛みやその他の身体的・心理社会的・スピリチュアルな問題を早期に見いだし的確に評価を行い対応することで，苦痛を予防し和らげることを通して向上させるアプローチである」（緩和ケア関連団体会議訳，表 4-1）と定義しました．

スウェーデンのホスピス・緩和ケア

国立がんセンター東病院（当時）の志真泰夫博士は，論文「わが国にお

表 4-1 WHO 緩和ケアの定義

〈緩和ケアとは〉
・痛みやその他のつらい症状を和らげる
・生命を肯定し，死にゆくことを自然な過程と捉える
・死を早めようとしたり遅らせようとしたりするものではない
・心理的およびスピリチュアルなケアを含む
・患者が最期までできる限り能動的に生きられるように支援する体制を提供する
・患者の病の間も死別後も，家族が対処していけるように支援する体制を提供する
・患者と家族のニーズに応えるためにチームアプローチを活用し，必要に応じて死別後のカウンセリングも行う
・QOL を高める．さらに，病の経過にも良い影響を及ぼす可能性がある
・病の早い時期から化学療法や放射線療法などの生存期間の延長を意図して行われる治療と組み合わせて適応でき，つらい合併症をよりよく理解し対処するための精査も含む

(日本語定訳：2018 年 6 月 緩和ケア関連団体会議作成)

(出典) 日本ホスピス緩和ケア協会：WHO（世界保健機関）の緩和ケアの定義（2002 年).
https://www.hpcj.org/what/definition.html（2019 年 9 月 10 日閲覧).

けるホスピス・緩和ケアの歩み―現状と展望―」の中で，福祉先進国であるスウェーデンにおける地域医療とホスピス・緩和ケアの関係を紹介しています[7]．

スウェーデンでは，1970 年代後半から hospital based home care（病院を拠点とした在宅ケア）という活動が始まり，その後は，地域における在宅ケアが中心になっています．そこには，advanced home care（専門的在宅ケア）と，basic home care（一般的在宅ケア）の区別があり，表 4-2 に示すような異なったケアを提供しています．「専門的在宅ケア」の対象は，がん，AIDS（後天性免疫不全症候群），ALS（筋萎縮性側索硬化症），重症の心不全，慢性呼吸不全などの患者で，専門的に関わることのできる緩和ケアチームによる手厚いケアを行います．一方の「一般的在宅ケア」は，日勤帯の訪問看護が主なケアとされ，高度な医療処置の必要がない者が利用します．これからの日本でも，専門的在宅ケアにあたる，専門的に組織化された地域緩和ケアチームの必要性が増すと考えられます．

在宅緩和ケアの基準[8]

在宅でホスピス緩和ケアを必要とする患者が，質の高いケアを受けなが

表 4-2　スウェーデンにおける在宅ケア

一般的在宅ケア	専門的在宅ケア
・訪問看護師のみであり，チームアプローチはまれ ・他のケアを補完する ・日勤帯のみで，高度な医療処置なし ・小さな診療圏 ・ときに緩和ケアを提供	・医師が必ず参加し，チームアプローチが必須 ・病院のケアをおきかえ 24 時間体制 ・高度な医療処置を行う ・大きな医療圏 ・常に緩和ケアを提供し，病院の緊急ベッドをもつ

(出典) 志真泰夫：わが国におけるホスピス・緩和ケアの歩み―現状と展望―. ホスピス・緩和ケア白書 2004. 日本ホスピス・緩和ケア研究振興財団「ホスピス・緩和ケア白書 2004」編集委員会 編，p.6，日本ホスピス・緩和ケア研究振興財団，2004. より改変.

ら有意義な人生を過ごせるように，日本ホスピス緩和ケア協会は「在宅緩和ケアの基準」(付録11) を提案しています.

　基本的な考え方として，在宅緩和ケアチームは，患者・家族の必要に応じて柔軟に構成され，医師，看護師，薬剤師，歯科医師，介護士，介護支援専門員，ソーシャルワーカー，作業療法士，理学療法士，栄養士，ボランティアなどがメンバーとなります. 手順書（マニュアル）を整えてチームを運営し，患者・家族に対する心理的・社会的問題，スピリチュアルな問題での相談支援を行い，チーム内で 24 時間，密に連絡を取れる体制を構築します. そして，チーム内で定期的な教育研修を行うなど，質向上に努め，後進の教育にも配慮しつつ，市民への啓発活動や，地域でホスピス緩和ケアネットワークづくりを実践することが求められています.

在宅ホスピスでの家族支援

　末期がんの患者を看取った遺族の心残りという観点からみると，在宅で看取った場合は遺族の心残りがほとんどないのに対して，病院で亡くなった場合には，大多数の遺族に何らかの心残りがあり，その中に「家で看取りたかった」という理由が多いといわれています. 家庭の事情によっては，家で看取ることができず,やむなく病院で看取るケースが多いといえます.

　在宅ホスピスにおける医療の原則は，そのまま自然に病気の経過を大切にし，患者を苦しめる症状に対してのみ，医療的な処置を施すことですが,

末期がん患者の場合，疼痛管理が最も大切になってくるといえます．

　在宅ホスピスでは，患者と家族に対して，死の教育 death education を行うことが必要です[9]．もちろん，患者本人が「家で死にたい」という希望をもっていることが，その前提条件です．死の教育は，在宅ケアのはじまりの時期，安定して過ごせる時期，終末期，亡くなってからと，経過ごとに行います．在宅ケアを始めるにあたっては，在宅で過ごす意味を理解してもらうことを目的に，必要な医療や処置などを説明します．在宅で安定して過ごせるようになったら，死の受容に向けて，病気の進行の程度や予後などを患者に説明するとともに，家族には看取りについての教育を行います．終末期には，死のプロセスや死後について説明し，グリーフワークへとつなげます．そうして亡くなった後は，遺族との語らいなどを通じて，グリーフの克服のための支援を行います．

B　看護からみた生と死のケア
―コ・メディカルによるケア―

看護の基本[10]

　患者と接するとき，疾患の治療に関心を寄せるのが医師です．一方，医療者の中で最も患者のそばにいる看護師は，病気をもつその人自身に関心を寄せます．ナイチンゲールは150年以上前に，「看護は人間の生活に根ざしており，ゆえに，看護師は病気そのものを看護するのではなく，病人すなわち人間を看護するのである」[11]と言っており，その後も一貫して病人をみています．ナイチンゲールによって近代看護が確立された19世紀に，看護師が職業として位置づけられ，教育が行われるようになりました．しかし，病人やけが人を看護することは，はるか昔から人間が行ってきた行為です．

　医師によるがん治療に関する医療行為は，最近では，治癒の可能性を目

指したキュア（cure：治療）と，緩和ケアを中心としたケア（care：看護）が，診断の段階から同時に行われるようになってきています．そして，病状の変化に伴い，化学療法を中心とした内科的治療や手術による外科的治療を選択することになり，患者が途中で診療科を移ったり，看護体制が変わったりすることも起こりえます．

　しかし，治療法の変化に影響されない一貫した「看護の基本」があります．それは「死を肯定して生に関わる」という姿勢です．このことは病気の改善を願い，より長く生きられるための治療に協力する看護を行いながらも，いずれは死に直面しなければならないことを同時に認識し，残された「生」を充実させるための看護を行うことです．この考え方は，患者のためだけでなく，関わりのあるすべての人々にとって大変重要です．人は，多くの人間関係の中で生活しています．昔は親しかった人とも，その後疎遠になったり，何らかの問題により関係が途切れてしまう場合もありますが，病状が思わしくないという情報が伝わると，人間関係が再び回復したり，密接になったりする場合も少なくありません．

　「家族や関わりのある人々にとっても，生と死の援助プロセスに関わることが，それらの人々自身の人生の充実になり，生きていることの意味づけがなされる」[12]ことを目指して看護の関わりをもつことは極めて重要ですから，そのためには多くの人の努力と看護の援助が必要となってきます．それは，病人の人生をより満足できる状態で完結するためでもありますが，残り少ない貴重な時間に，壊れていた関係を回復できた人々にとっても，その生活やその後の人生の充実につながることになります．

過去・現在・未来

　発病当初，入院治療，回復後の在宅療養，再発しての入院治療，そして終末期状態の場合，患者の人としての生き方は，「過去・現在・未来」の3つの時間軸に沿って考えなくてはなりません．この先の治療とケアを話し合うには，本人の大切にしていること，大切にしたいことを確認しておかなくてはならないでしょう．そのためには，本人が病状を正しく認識しているかどうかを確かめることから始まります．そして，最期の時間をどう

過ごしたいのか，大切にしたいことは何かを，家族や友人とともに考える習慣が，終末期を迎える前，本人の意思表示が困難になる前からあることが理想的です．その意思決定支援こそ，ACP で行うことです．

　意思表示ができない，または事前の意思表示も残されていない場合は，どのように確認すればよいのでしょうか．その際にも，やはり 3 つの時間軸で本人の意思を推測します[13]．

過去：リビング・ウィルや ACP がない場合，患者や家族の過去，すなわち，病気になる前の人生（生活歴，性格，関連する言動等）を傾聴し，本人の意思を推測します．

現在：患者の言動，仕草などに表れる小さなサインから，本人の現在の気持ちを汲み取ります．この際，家族，医療者など，さまざまな立場から本人の意思を確認します．

未来：今後の生活，療養場所，家族の生活などについて具体的に話し合い，本人にとっての最善の利益とは何かを考え，意思決定を行います．

　ここであらためて認識すべきは，誰のための意思決定なのかという点です．仮に，周囲の思惑や世間の常識と異なる内容であっても，それが本人の意向であれば，周囲は受け入れることになります．本人にとって最善の終末期を送るための意思決定でなければなりません．医療者や家族を含めた，周囲の援助者の焦りを紛らわし，思い入れを押しつけて時を過ごす状況を，最期の意思決定にしてしまっては本末転倒です．3 つの時間軸に沿って，家族とともに本人が大切にしたいことを確認することが重要です．

看護師と患者の関係

　ケア（看護）をする看護師にとっても，患者と関わりをもっている期間は，看護師自身の人生のプロセスそのものとなります．ケアを行っている時期を，看護師自身の人生とは別のものとして分離することはできません．死を間近にした苦しみの気持ちに共感し，ともに苦しむことも，看護師自身の人生のプロセスです．ケアされる，ケアする，という立場の違いに関係なく，問題を共有し，苦しみや喜びをともに感じます．そのような状況

の中で，多くのことを学ぶ機会に恵まれます．

　人生最期のときに，人々は素晴らしく成長します．小説『茜いろの坂』[14)]で，著者は，主人公の修介を通して，その最期の成長の姿を描いています．さまざまな悪どい商法で成功してきた修介は，自分の病が不治のものであり，残された時間が限られていることを自覚したとき，「自分で生きたと思えるようなことを，何か1つでもしたいのだがね，時間がないのだよ．多分，過去を捨てることさえ，十分にはできずに終わるだろう」と，冷静に自分が置かれた状況を見つめています．「……今までの私は，不必要な物の中だけで生きてきたと．たとえ一日でもいい，私は自分を必要とするもののために，生きてみたい，と思うようになったのだよ」と心境が変化していきました．結局，修介は人からは無節操で不行跡なあばずれ女とみられている節子の心の中に隠されている，人一倍無垢な心を見抜き，自分の人生最期の仕事として，節子を助けることを選びます．節子は，修介の思いには関係なく，今まで誰にでもしてきたように，ただ純粋に病気の修介の苦しみを慰め，心から世話をします．修介は節子のために誠実な夫になれる男性を紹介し，2人の心がつながる機会をつくります．また節子が望んでいた保育園を開く資金を，修介は最期に残ったわずかな遺産の中から準備しました．「……たとえ一日でも，私を必要とするもののために生きたい」という修介の願いが確実に実るのを感じ，シャモニー（フランス）でモンブラン山を真っ赤に染める夕映えを見つめながら，修介は亡くなりました．モンブラン山を「茜色に染めた夕映え」は，悪事を重ねた修介の人生最期に達成した善行の象徴として描かれています．この人生最期の輝きや素晴らしい成長は，生の限界を認識すればこそ生み出すことができたと思われます．

　看護師は，ケアを通して，死を迎えようとする人々とともに支え合い，ともに成長する関わりを体験するのです．

医師と違う看護師と患者の関係

　医療の場における患者・医師・看護師の関係において，看護師は医師と異なる患者との関係をもつことができます．治療を行う立場にある医師に

対して，患者はやはり一歩引いた，遠慮を感じているかもしれません．しかし，看護師に対しては，患者のよき相談相手であり，同じ土俵の上で話すことができます．したがって，患者が何を求めているのか，相手のニーズに応えたいと思って関わっていると本当のニーズがみえてくるので，患者の本音に触れられます．相談関係においても，医師と患者では，説明する，説得する，評価する，指示するという関わりですが，看護師とは，理解する，共感する，受容するという関係を大切にすることができます．

　患者と看護師の相互関係の中で，関わり合うプロセスが新しい関係を発展させます．それは，仮に，残された時間がほんのわずかな状態であっても可能です．看護師の立場は，死を迎えようとしている人にとって，家族ほど身近な存在ではなく，信頼はしていても関係性に勾配のある医師の立場とも異なります．看護の特色を認識して関わることにより，死を迎えようとしている人々とその家族にとって，本当に役立つ援助が，看護師にはできるのです．

C　死の臨床 ―患者の心理と援助の条件―

がんの告知

　以前の日本では，患者ががんであった場合，医師は病名を患者へ直接告知することはなく，まず家族に告知し，その後どのような対応を取るかを相談している時代がありました．1990年頃の患者へのがん告知率は，15%程度であったとされています．しかし，現在では，告知は一般的となり，2018年に国立がんセンターが全国の施設を対象に実施した「がん診療連携拠点病院等院内がん登録全国集計」では，告知率は95%に達していることが示されました[15]．約30年間の間に，患者の自己決定権という考え方が普及して，がんの告知は，医師の裁量の範囲から義務となりました．治療方針についても，インフォームド・コンセントが求められ，病名を告げる

ことは，すべての出発点となりました．そこに至った社会通念の変化は，告知を義務とする判例の積み上げや，世論の高まりがあったからだといえます．

死と患者の心理

　死にゆく患者は，誰しも生理的，心理的，精神的，社会的なプロセスを踏みながら死に至ります．アメリカの精神医学者，エリザベス・キューブラー・ロスは，多くの死にゆく患者と対話した結果をもとに，患者が死を迎えるまでの心理的な 5 段階を，著書『死ぬ瞬間—死とその過程について—』[16)]で発表しました．

a. 第 1 段階：否認（否認と孤立）

　不治の病であることを知った場合，ほとんどの人は，一時的なショック状態に陥り，そこから次第に回復します．しかし，悲しい事実を直視することはできません．そして，「私のことではない．そんなことはありえない」と思い，さまざまな理由をつけて，自分が死ぬはずはないと考えます（否認）．さらに少し時間が経つと，周囲と距離をおいて，孤立しようとします．

b. 第 2 段階：怒り

　絶望的な知らせが「間違いではない」と理解したとき，否認を維持することができなくなります．そして次に，怒り・激情・そねみ・憤慨といった感情が表れます．「どうして私なのか」「どうしてあの人じゃなかったのか」という怒りです．健康な者への嫉妬や，死を直視する必要のない者たちへの怒りは，見当違いにあらゆる方向へ向けられます（転移）．つまり，自分以外の人間や，このような運命を与えた神に対して，怒りを覚えます．

c. 第 3 段階：取り引き

　次に，交渉によって，「避けられない結果」を先延ばしにしようと考えます（取り引き）．誰でも，よいことをした報いに，願いを叶えてもらえることがあることを知っています．終末期の患者も同じように考え，命を奪うことを決めた神に対して，便宜を図ってくれるようお願いしてみるのです．その対象が延命してくれる医療者となることもあります．

d. 第4段階：抑うつ

　現実的な病気の進行による症状や，それに伴う治療などから，もはや自分の病気を否定できなくなると，患者は大きな喪失感に見舞われます．その喪失感は，抑うつ状態を引き起こします．この抑うつ状態には2種類あるといわれています．闘病が長引くことによって，己の健康のみならず，経済的な重圧や家族への重圧などがのしかかり，患者は悲しみと罪悪感にさいなまれ，反応的な抑うつ状態となります．また，この世との永遠の別れのために心の準備をするという深い苦悩からくる準備的な抑うつ状態があります．これらの抑うつ状態に対しては，まったく異なった対応が必要となります．

e. 第5段階：受容

　怒りや喪失感などの感情を経て，患者には「長い旅路の前の最期の休息」のときが訪れます．しかし，それは幸福な状態とは異なり，感情がほとんど欠落した状態です．次第に，新生児のように長い時間眠っていたいと思うようになります．いくばくかの平安と受容を見いだした患者は，同時に周囲への関心が薄れ，1人にしてほしい，世間の出来事や問題には煩わされたくないと願います．援助者には，黙ってそばにいてほしいと頼むようになり，言葉を必要としないコミュニケーションとなります．手を握ったり，目を見つめたり，援助者が黙ってそばにいるだけで，最期まで一緒にいてくれるのだと信じ，独りぼっちではないという確信を患者は取り戻します．

f. 希　望

　死を迎えるまでの心理的な5段階は，患者が不治の病であるという絶望的な知らせに直面したときに体験するもので，精神医学では「防衛メカニズム」と呼ばれます．各段階は，順序を変えて現れたり，同時に現れたり，継続する期間もさまざまですが，たいてい各段階を通じて存在し続けるものがあります．それは，「希望」です．どんなに現実を認め，受容できる人でも，新しい治療法や新薬の発見などの可能性を諦めていません．生きる希望の中から「新薬待望症候群」という心理状態に至ります．この苦しみを耐えることにより，最期に報われるに違いないという希望が，末期患者

を支えてもいます.

死に向かう患者への援助

a. 告知の際の援助

　致死的な病名を知ると，患者は当然に深いショックを受けます. ショックの受け方は，日頃から重大なことが起きたときの反応から推測できますから，医師や看護師は病名を告げる前から患者の情報を得られるよう，生活面にわたって接する必要があります. うつ傾向のある人，神経症的な人，過去にそのような傾向のあった人には，特に注意が必要となります.

　病名を告げられた患者の心の中には，必ず一度は「否認」が起こるものです. セカンド・オピニオンを求める行動に出るかもしれません. 現在では，重大な疾患に関してセカンド・オピニオンを求めることは，ごく当たり前の行為として認められています.

　つい最近まで，がんは1人で向き合うもの，がんになったら闘病に専念するのが当たり前，仕事を続けるなど考えられないことで，家から離れて入院するというイメージが濃厚であったかもしれません. しかし現在は，医療技術もがん患者をサポートする仕組みも，社会通念も大きく変わりました. 患者本人の意思を尊重しながら，がんとともに生き，がんとともに働く時代がやってきています. そのような時代になりましたが，やはり，死を覚悟しなければならない重大な病名を告げられた本人は，その事実を否定し，周囲と距離を置こうとするかもしれません. その後，怒り，取引，抑うつといった経過をたどる過程で，患者の感情を，家族や医療者が十分に受け入れ，緩和ケアによって，身体的苦痛が十分にコントロールされることで，心身ともに安定に向かいます. 周囲で支える家族も，闘病生活を患者とともに過ごす過程で，疲弊するかもしれません. 家族を支えることも，緩和ケアの重要な一面となります.

b. 怒りに対する援助

　患者は，怒りの感情を家族や医療者に向けてきます. このとき，家族や医療者は決して逃げてはなりません. その怒りをじっと聴くことが大切です. 聴くことがケアでありキュアとなります. 医療者の無能を口にして攻

撃してきても，患者が怒りを発することによって慰められ，代償されるのですから，徹底して聞き役にまわることが必要です．

　日本では，患者は怒りの感情を家族に向ける場合が多く，そのために家族の苦悩は大きいものとなります．家族は患者の手足や背中をさするといったスキンシップを取りながら，時間をかけて怒りを聴くことにより，援助の効果が得られる場合があります．

c. 抑うつに対する援助

　患者が抑うつ状態にあるときは，看護する側も大変苦しい時期です．しかし，患者自身も孤独な苦しみの中にいることをまず理解する必要があります．何ひとつ頼ることのできない自分，次第に衰弱していく身体，どうしても回復しない体力，周りの人々は生き生きとしているのに，自分だけが苦しみ，自分だけが悪くなっていき，希望が失われていくことに対して，自分でその気持ちを抑え切れない切なさがあります．緩和ケアによって痛みはコントロールされたとしても，不快の続く身体で，この苦しみと気持ちを知ってほしいと，これほど願っているのに，誰もわかってくれないと患者は考えるかもしれません．看護する人が，あまりにも元気で健康にみえてくるかもしれません．

　この時期に大切なことは，患者を1人にせず，できるだけ長い時間をかけてそばにいることも大切です．自分の苦しみを理解し，心配してくれる人がいることを，患者に知ってもらうことが大切です．絶えずスキンシップを利用して，交流するよう努めることも重要になってきます．

d. 苦痛に対する援助

　苦痛は，①身体的苦痛，②精神的苦痛，③社会的苦痛，④スピリチュアルペインの4種類に分類されます．シシリー・ソンダースは，4つの苦痛が相互に影響しあって形成される「全人的苦痛」という概念を提唱し，それらに対するケアの重要性を訴えていました．これら4つを軸に，終末期にある患者の苦痛を正しく評価することで，それらに適切に介入して，対応していくことができます．そのためには，医師・看護師・薬剤師・臨床心理士・栄養士・ソーシャルワーカーなど，多職種連携が大切になってきます．

身体的苦痛：末期のがん患者には，多くのつらい身体症状が出現します．薬剤等による適切な苦痛の緩和が重要になります．また，身体的苦痛は精神的苦痛によって増大しますから，精神的苦痛に対する適切な対応が必要です．

精神的苦痛：精神症状（例えば適応障害やうつ病）への対応が必要になります．身体的病態，薬剤によっても精神症状が発現することがありますから，まず身体症状の評価が大切です．一方，精神症状が起因となって身体的苦痛が生じる場合もあります．精神科医，臨床心理士の協力が必要になります．

社会的苦痛：疾病治療に伴う経済力の低下，家族への負担，家族関係の歪み，在宅医療への移行の困難など，がん治療には医療以外の適切なケアを必要とする社会的苦痛が伴います．ソーシャルワーカー，福祉事務所，地域包括支援センターなど，医療のみならず，福祉や介護の協力が適切な社会的苦痛の緩和には必要になります．

スピリチュアルペイン：人生や自己の存在と意味，そしてその消滅に対して生じる苦痛です．村田久行博士は，人間の存在は，時間性，関係性，自律性に支えられており，このいずれかが失われると苦痛が生じると述べました（村田理論）[17]．時間性の喪失とは死の接近によって将来を失った患者が「どうせ死ぬのに生きる意味はあるのか」「今までの努力は何だったのか」などと感じることです．関係性の喪失は，死によって他者との関係が断たれることを感じ，「死んだら何も残らない」「誰もわかってくれない」など，自己の存在と生きる意味を失い，アイデンティティを喪失し，孤独を感じることをいいます．自律性の喪失とは，病いが進行するにつれ，自分で自分のことができなくなることで「何の役にも立たない」「生きている価値がない」と自己の存在そのものを無意味で無価値だととらえることです．スピリチュアルペインに対するケアの目標は，時間性，関係性，自律性の強化と，喪失されたものを修復し，自己の存在と意味を回復することにあります．

　以上に述べた患者の抱える4つの苦痛を適切に整理（アセスメント）し，患者本人と家族の痛みに対応していくことが大切です．身体的苦痛の軽減

によって，まず医療者への信頼が生まれ，その結果，スピリチュアルペインの軽減につながることもあります．

死のパターン分類

河野博臣博士は，臨死患者を以下の3つのパターンに分類しています[18]．

a. 甘えの死

病状の悪化とともに，幼児が母親に甘えるような状態になっていきます．日本では男性に多くみられます．依存を受け入れる家族や医療者には，その甘えに耐える母親的な力が必要となります．

b. 自律の死

甘えの死の患者とは対照的で，自分をよく見つめ，科学的に処理できる人です．自分の病気を論理的に理解し，受け入れ，家族に対しても父親的な態度で自分の死後の経済的・社会的な問題を処理できる人です．このような人は，多くありません．

c. 中間的な死

最も多いのは，甘えの死と自律の死の中間です．病気の否認，身体的な痛みに対する苦悩と失望など，さまざまな人間的弱さの表現の中で死んでいくかもしれません．家族との関係，自分自身の問題が中心である「甘えの死」「自律の死」の人たちとは異なり，医療者による援助を最も必要とする対象です．

死の恐怖と不安

誰もが死ぬことについて，大きな不安と恐怖をもっています．その不安の背景には，①死は未知で誰もが経験できない，②死は苦痛を伴うと思っている，③愛する家族や友人と離別しなければならない，④1人で死ななければならない，⑤今まで築いたものを失う，などがあります．

平安に死ねることへの援助の条件

①身体の苦痛を取ること，②この世での社会的な仕事を成し遂げるように援助する，③家族と十分なコミュニケーションを取り，和解をするよう

に援助する，④この世に心残りのある問題を明確にし，それを処理する，⑤睡眠が十分に取れるように種々の不安の原因を解消する努力をする，⑥抗うつ薬・抗不安薬を必要に応じて与える，ことを全人的なレベルで援助することが必要となってきます．

文　献

1) 長江弘子：生活文化に即したエンド・オブ・ライフケア. 看護実践にいかすエンド・オブ・ライフケア　第2版. 長江弘子編, p.4, 日本看護協会出版会, 2018.
2) Lunney JR, Lynn J, Hogan C：Profiles of older medicare decedents. J Am Geriatr Soc, 50 (6), p.1108-1112, 2002.
3) 阿部泰之：アドバンス・ケア・プランニングとベスト・インタレスト論. いのちの終わりにどうかかわるか. 木澤義之・山本亮・浜野淳編, p.275, 医学書院, 2017.
4) 厚生労働省：「人生の最終段階における医療の決定プロセスに関するガイドライン」の改訂について. 2018. https://www.mhlw.go.jp/stf/houdou/0000197665.html（2019年9月11日閲覧）
5) 人生の最終段階における医療の普及・啓発の在り方に関する検討会：人生の最終段階における医療・ケアの決定プロセスに関するガイドライン解説編. 2018. https://www.mhlw.go.jp/file/04-Houdouhappyou-10802000-Iseikyoku-Shidouka/0000197702.pdf（2019年9月11日閲覧）
6) 日本ホスピス緩和ケア協会：WHO（世界保健機関）の緩和ケアの定義（2002年）. https://www.hpcj.org/what/definition.html（2019年9月10日閲覧）
7) 志真泰夫：わが国におけるホスピス・緩和ケアの歩み―現状と展望―. ホスピス緩和ケア白書2004.（財）日本ホスピス・緩和ケア研究振興財団「ホスピス・緩和ケア白書2004」編集委員会編, p.1-9, 日本ホスピス・緩和ケア研究振興財団, 2004.
8) 日本ホスピス緩和ケア協会：在宅緩和ケアの基準. https://www.hpcj.org/what/kijyun.html#hhk（2020年10月24日閲覧）
9) 川越厚：在宅ホスピスにおける死の教育. カリキュラム研究, 4, p.29-42, 1995.
10) 浜渦辰二, 宮脇美保編：シリーズ生命倫理学 看護倫理. 丸善出版, 2012.
11) フロレンス・ナイチンゲール：病人の看護と健康を守る看護. 薄井坦子, 田村真, 小玉香津子訳, ナイチンゲール著作集第2巻. 湯槇ます監, p.125-126, 現代社, 1974.
12) 寺本松野, 村上國男, 小海正勝：IC（インフォームド　コンセント）―自己決定を支える看護. 日本看護協会出版会, 1994.
13) 西川満則, 横江由理子：「本人の意思の3本柱」と「意思決定支援用紙」について. 本人の意思を尊重する意思決定支援 事例で学ぶアドバンス・ケア・プランニング. 西川満則, 長江弘子, 横江由理子編, p.40-43, 2016.
14) 船山馨：茜いろの坂. 新潮社, 1984.
15) 東尚弘, 奥山絢子編：がん診療連携拠点病院院内がん登録2018年全国集計報告書. 国立がん研究センターがん対策情報センター院内がん登録分析室, 2019.
16) エリザベス・キューブラー・ロス：死ぬ瞬間―死とその過程について. 鈴木晶訳, 中央公論新社, 2001.
17) 村田久行：終末期がん患者のスピリチュアルペインとそのケア. 日本ペインクリニック学会誌, 18（1）, p.1-8, 2011.
18) 河野博臣：死の臨床―死にゆく人々への援助―, p.59-63, 医学書院, 1974.
・長尾和宏編：緩和医療・終末期ケア. 垂井清一郎監, 中山書店, 2017.

第 5 章

インフォームド・コンセント

A　インフォームド・コンセントとは ―歴史とその意義―

　現在の日本の医療現場では，「患者の自己決定権が尊重されるべきである」という考え方が浸透し，尊厳死やアドバンス・ケア・プランニング（ACP）が普及する背景にもなっています．以前は，がん告知は一般的ではありませんでしたが，自己決定権を訴える患者本人の働きかけや，告知をめぐる事件の裁判などがきっかけとなり，患者の自己決定権についての議論が進められてきました．その結果として，患者の自己決定権を尊重する考え方は，医療現場を含む社会全体に広がっていきました．

　インフォームド・コンセント［説明に基づく同意または説明と同意 informed consent（IC）］とは，医師が患者に病状等をよく説明した上で，検査や治療について十分な情報を提供し（情報の公開），患者はそれを十分に理解し承諾して（理解），自由意志で検査や治療法を選び取り（自発性，意思決定能力），その同意に基づいて医師が診療を行う（同意），といった医療を行う上での原則です．そして，医療者と患者が意思決定過程を共有することを目的としています[1]．

　患者本人の意思が医療的な常識とは異なるとしても，宗教的信条などを含む本人の価値観に基づいた合理的な判断であるならば，尊重されなけれ

ばなりません．インフォームド・コンセントは，患者本人と医療者との間で成立するもので，それが家族の考えと異なっていても，本人の意思が優先されます．

B 医の倫理とインフォームド・コンセント

インフォームド・コンセントが生まれた背景

　インフォームド・コンセントの普及には，医の倫理の歴史が深く関わっています．医の倫理は，各時代の背景や価値観を反映して，さまざまな社会的な影響を受ける中で，変遷を遂げました．

　ヒポクラテスの誓いが書かれた二千年前から，医師はその知識と能力の限りを尽くして治療にあたり，人として品性ある態度を取ることなどが医療倫理とされ，専門家としての医師の考え方や態度に重きが置かれてきました．日本では「医は仁術」といわれ，博愛の精神こそ，医師に求められるものだと説かれてきました（p.5 参照）．そのため，数十年前までの日本では，患者は黙って医師の指示に従うもの，という考え方が一般的だったのです．

　しかし，21 世紀を迎える頃になると，医学・医療のあり方や社会の価値観に変化がみられるようになりました．医学が進歩する一方で，一人の人としての患者を軽視しがちな医師の姿勢が疑問視されるようになります．欧米を中心として，患者が自らの医療について発言し，医療訴訟が増加するのもこの頃からです．医師に任せきりだった医療は，自己決定権を尊重した医療へと変化し，その流れを受けて広がってきたのが，医師は患者に対して十分な説明をすべきであるとするインフォームド・コンセントの考え方でした．

　インフォームド・コンセントは，もともとは医師の法的責任や医療倫理としてアメリカで誕生した法理論です．アメリカでは，患者の同意を得ず

に行った手術は患者の身体を傷つける不法行為であるとする判例があります．同意を得ることは法的責任に関わることだけに，その責任を回避するためにも医師は十分な説明を患者に行うべきであると考えられるようになり，インフォームド・コンセントの普及につながりました．

インフォームド・コンセントの日本での普及

　日本におけるインフォームド・コンセントの受容や理解，その理論の広がりは，具体的にどのような道筋をたどったのでしょうか．1960年代後半にアメリカから広がったインフォームド・コンセントが日本の医療現場に浸透するのは，1980年代後半からでした．

　1990年に，日本医師会生命倫理懇談会が「"説明と同意"についての報告」を発表しました．欧米の概念を直接日本に導入するのではなく，日本社会の文化と，欧米の個人主義的な文化的背景の違いを考慮することを強調し，インフォームド・コンセントの訳語として「説明と同意」を用いました．1992年の医療法改正に際しては，参議院でインフォームド・コンセントのあり方や手続き等について政府主導で多面的に検討すべきとする附帯決議が行われました．1995年には，厚生省が設置した「インフォームド・コンセントの在り方に関する検討会」が報告書を公表しました．同報告書では，訳語を用いずに原語のままの用語を採用し，インフォームド・コンセントを医療者と患者の対立的な側面でとらえるのではなく，丁寧な説明を受けたいと望む患者と，十分な説明を行うことが医療提供の重要な要素であると認識する医療者が協力し合う医療環境をつくることが目標であるという考え方を示しました[2]．

セカンド・オピニオン

　このような過程を経て，2007年の医療法改正（付録12）により，医療現場でインフォームド・コンセントの実践が推進されました．しかし，医療者が丁寧な説明を尽くしても，患者の価値観はさまざまですから，必ずしも同意が得られるとは限りません．その場合には，患者は他の医療機関においてセカンド・オピニオンを得ることができます．世界医師会（WMA）

による患者の権利に関する WMA リスボン宣言（付録6）には，自己決定権と併せて，他の医師の意見（セカンド・オピニオン）を求める権利についても明記されています．主治医以外の意見を聞いて，患者自身の意思で治療方針を決めるセカンド・オピニオンは，患者の権利として認められていることです．インフォームド・コンセントもセカンド・オピニオンも，医療者と患者との信頼の基盤，患者とともによりよい医療を実践するための方法として，日本の医療現場に根づいているのです．

　「医師の職業倫理指針」（日本医師会）には，「対診，およびセカンド・オピニオン」という項目において，「医師が診療上自ら解決できない疑問をもつことも多くなってきた．そういった場合には，他の医師にその患者の診察を求めて意見を聞いたり，情報を提供して意見を求めることが必要である．また，（中略）必要があれば患者に対診あるいはセカンド・オピニオンを求めることを勧めるべきである．（中略）一方，対診やセカンド・オピニオンを引き受けた医師は，与えられた情報のなかで患者に対し客観的な所信を誠実に述べ，その結果を遅滞なく主治医に報告する必要がある．必要にかなう対診やセカンド・オピニオンは患者・医師双方に有用であることが多く，より良い意思決定のために推進されるべきである」[3]と記されています．

C　臨床研究と倫理的問題

臨床研究におけるインフォームド・コンセント

　医療の進歩に欠かせない臨床研究を行う際には，常に被験者（患者）の権利に配慮しなければなりません．臨床研究とは，ヒトに対して行う医学研究全般のことを指し，治療法の研究，予防法の研究，診断法の研究，スクリーニング研究などがあります．臨床研究を実施する際には，被験者となる対象者（患者）にインフォームド・コンセントを得ることが前提とな

り，被験者の福利に対する配慮が，科学的，社会的利益よりも常に優先されます．インフォームド・コンセントは，臨床研究において被験者を守ることにもなります．

インフォームド・コンセントを行わなかった非倫理的な研究として有名なのが，タスキギー事件です．1932年から40年間にわたって，アメリカの連邦衛生局がアラバマ州タスキギーのアフリカ系アメリカ人男性600人に対して梅毒の臨床研究を行いました．梅毒患者と対照群となる健常者によって実施され，梅毒症状の自然経過を観察する目的でした．1941年にペニシリンが実用化されて梅毒が治療可能になったにもかかわらず，治療効果のない偽薬を与えて梅毒症状を観察し続け，患者が死亡すると病理解剖が行われ，病理結果が記録されました．この非人道的事実は，内部告発によって1972年に報道され，全米の非難を受けてようやく終了しました．

1964年6月，第18回世界医師会総会で，ヘルシンキ宣言（付録5）と呼ばれる，臨床研究での被験者の人権を守るための倫理指針が採択されました（p.9参照）．ヘルシンキ宣言には，患者や被験者の福利や自発的な自由意志の尊重のほか，インフォームド・コンセントの必要性，倫理審査委員会[*1]の設置等の原則が記されています．その後の改訂で，治療的要素を含む臨床研究，非臨床研究でのインフォームド・コンセントの適用，ヒト試料・データの収集・分析・保管・再使用の際の医師の同意の取得等が明記されました．

2016年，世界医師会は「ヘルスデータベースとバイオバンクに関する倫理的考察に関する世界医師会台北宣言」を採択しました．台北宣言は，個人情報保護の重要性を強調し，医学研究に限定せず，ヒト試料やデータを提供した被験者の権利を守るためにインフォームド・コンセントを行うこととしました．

日本では，2014年に文部科学省と厚生労働省が「疫学研究に関する倫理

[*1] **倫理審査委員会** 臨床研究を実施するにあたって，文部科学省と厚生労働省が提示した「人を対象とする医学系研究に関する倫理指針」に準拠し，倫理的配慮や科学的妥当性が確保されているかどうかを審査するための組織．

指針」（文科省，厚労省）と「臨床研究に関する倫理指針」（厚労省）を統合し，「人を対象とする医学系研究に関する倫理指針」[2014 年（2017 年一部改正）]を作成しました．その中で，インフォームド・コンセントの定義として，「研究対象者又はその代諾者等が，実施又は継続されようとする研究に関して，当該研究の目的及び意義並びに方法，研究対象者に生じる負担，予測される結果（リスク及び利益を含む．）等について十分な説明を受け，それらを理解した上で自由意思に基づいて研究者等又は既存試料・情報の提供を行う者に対し与える，当該研究（試料・情報の取扱いを含む．）を実施又は継続されることに関する同意をいう」とし，代諾者等についても言及しています．説明事項については，研究の基本的な情報に加え，研究の目的，方法，研究対象者に生じるリスクと利益，個人情報の取り扱い，試料や情報の保管と廃棄の方法などの 21 項目を明示しています[4]．

2018 年 4 月に施行された「臨床研究法」は，適切な臨床研究を促進することで，保健衛生の向上に寄与することを目的とした法律です．臨床研究法では，臨床研究の実施手続き，認定臨床研究審査委員会による審査意見業務の実施措置，資金等の提供に関する情報の公表制度等を定めています．

臨床研究におけるインフォームド・コンセントの実際[5]

臨床研究の 1 つである新薬開発（創薬）を例に，インフォームド・コンセントを考えてみましょう．

a. 新薬開発と治験の流れ

新薬は，合成化学物質，植物，土壌の菌，海洋生物などから薬の候補となる物質を探すところから始まり，その中から実験によって有効性と安全性などを調べ，何年間もかけてつくられます（図 5-1）．開発の最終段階では，人での効果や安全性を調べる臨床試験を行います．新薬開発では，ヒトによる臨床試験が不可欠です．医薬品の製造販売について国から承認を得るための臨床試験は「治験」と呼ばれ，治験は第 I 相から第Ⅲ相までの 3 段階で行われます．

1）第I相試験（Phase I）

　少数の健康な志願者を対象とし，臨床薬理試験が代表的な試験です．動物実験（非臨床試験）の結果を受けてヒトに適用する最初の試験で，治験薬を少量から段階的に増量し，薬物動態，安全性，忍容性（有害作用にどれくらい耐えられるか）について検討します．

2）第II相試験（Phase II）

　探索的試験が代表的な試験で，対象とする疾患をもつ限られた数の患者を対象に，第III相試験で用いる用法・用量の検討を主な目的として行います．前期第II相試験では，少数の患者に対して，対照群や投与前との比較などの試験を通して，安全性，有効性，薬物動態を検討します．後期第II相試験では，前期より多くの患者を対象に，第III相試験での至適用量を設定します．

3）第III相試験（Phase III）

　検証的試験が代表的な試験で，第II相試験までに得られた有効性や安全性の検討を主な目的として，より大きな規模で行われます．多数の患者を対象に，対象薬［偽薬（プラセボ）や承認済みの標準薬］を用いた比較対照試験（ランダム化比較試験や二重盲検法）を用いることが一般的です．

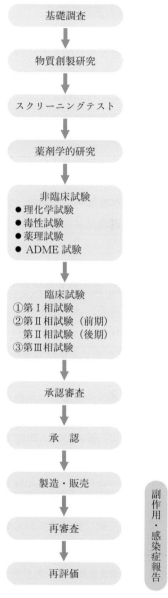

図 5-1　新薬の開発の流れ

b. 治験の実施体制

　治験はヘルシンキ宣言および「医薬品，医療機器等の品質，有効性及び安全性の確保等に関する法律（薬機法）」と「医薬品の臨床試験の実施の基準に関する省令 Good Clinical Practice（GCP）」を遵守し，被験者の人権を最優先して行われます．

　治験が実施されるのは，GCP 第 35 条に定められた，以下の要件を満たす病院です．

・十分な臨床観察および試験検査を行う設備および人員を有していること
・緊急時に被験者に対して必要な措置を講ずることができること
・治験責任医師等，薬剤師，看護師その他治験を適正かつ円滑に行うために必要な職員が十分に確保されていること

　GCP で定められた治験審査委員会*²を設置し，その承認を得た上で，治験責任医師，治験分担医師，治験協力者（治験コーディネーター，看護師，薬剤師，臨床検査技師など）などにより実施します．治験責任医師（または歯科医師）は，治験全体の監督，医師やスタッフの指導など，治験の実施に責任を負います．

c. 治験とインフォームド・コンセント

　治験に参加する患者には，インフォームド・コンセントを得なければなりません．医師は患者に治験について説明し，その際，GCP で定められた内容が記載された説明文書を手渡します．この説明文書には，治験の目的や検査内容，薬の候補の特徴（予測される効果と副作用），治験の途中でもやめられること，不参加の場合でも不利益は受けないこと，副作用による健康被害への補償，医療記録を閲覧する人物や団体，担当医の氏名と連絡先，治験に関する問い合わせ先などが明記されています．

　患者は治験に参加するかしないかを，医師や治験コーディネーターと慎

＊2　治験審査委員会　GCP に準じて，治験に参加する患者の人権と安全を守る委員会．構成委員は，医師や薬剤師，医療を専門としない弁護士などの専門家と，実施医療機関と治験審査委員会の設置者と利害関係を有しない者を含む 5 名以上．治験実施の可否の検討，治験実施計画書の内容，文書によるインフォームド・コンセントを得るための方法や資料の審査，承認を行う．

重に話し合い，自由意志で決めます．説明を受けたその場では決めず，説明文書を持ち帰り，家族や友人に相談してから決めることも可能です．参加することに同意した場合は，同意書に患者と治験を担当する医師が自筆で署名します．

　インフォームド・コンセントに最も重要な役割を果たす治験協力者が，治験コーディネーター clinical research coordinator（CRC）です．治験全体の調整役で，インフォームド・コンセント取得補助，治験のスケジュール管理，治験中の患者のサポートなど，幅広い業務を行います．

D　パターナリズムと医師の裁量権 —倫理観の変遷—

　パターナリズム paternalism とは，強い立場にある者が，弱い立場にある者の利益のためとして，本人の意志は問わずに介入，干渉，支援することといった意味合いで使われる言葉です．パターナリズムの語源となった pater（パーテル）は，父親 father を意味するラテン語です．同じ語源をもつ英語の patronize は，保護する，後援する，恩着せがましくするといった意味をもちます．父親は，わが子のためを思ってその子に助言や干渉をすることから，日本では「父権主義」「温情主義」あるいは「家父長制」などと訳されています．医療においては，社会学者のエリオット・フリードソンが『医療と専門家支配』の中で，医師と患者の権力関係を「パターナリズム」（医療父権主義，医療パターナリズム）と表現したことに端を発し，1970 年代から社会問題としてとらえられています．フリードソンの著書では，医療専門職を専門職の原型とし，専門職が社会的支配力を獲得してきた経緯や，患者への影響などが論じられました[6]．

　ここ数十年間，医療パターナリズムは，患者の自己決定権を侵害するものとして「パターナリズムからインフォームド・コンセントへ」がうたわれ，克服すべきものとして扱われてきました．医師の患者に対するパターナリズム的な治療行為は，患者個人の自律を侵害すると考えられたのです．

一昔前の医療現場には，医学の素人である患者に，あれこれと病状や治療について話すことは，患者に不安を与えるだけであり，病気に関しての素人判断は，結局は患者の利益にはならないという考えがありました．医療については専門家である医師の判断に任せ，医師は患者の利益を考え，わが子を思う心をもって誠心誠意尽くすべきであるとするパターナリズムが，歴史的事実として日本の医療現場を支配していました．しかし，インフォームド・コンセントの思想が浸透するにつれて，そのような発想は現在の医療現場では昔話となっています．

医師の裁量権と患者の自己決定権

　パターナリズムは過去のものとなりましたが，ともすると医師の裁量権が患者の自己決定権と対立することになりかねません．パターナリズムとは対照的な意味合いをもつ患者の自己決定権は，「実際に医療を受け，医療サービスの顧客でもある患者が，自らの身体に関して，医師の説明を理解した上で，社会的に認められる範囲で決断する権利」と定義される一方，医師の裁量権は「説明，理解，決断のいずれかが不可能な場合，患者の意志が社会的に認められない場合，あるいはやむをえない現場の事情によって，医師が専門的立場から，社会的に認められる範囲で，生命優先で対処する権利」であると定義できる，という考えがあります[7]．

　医療は医師と患者の対等な契約であり，患者は医療サービスの顧客であると考えられています．2001年4月に施行された消費者契約法は医療機関も対象に含み，診療契約は患者と医療機関との間の準委任契約（民法第656条）とされています．医療者と患者の間の信頼関係が失われたような場合には契約の継続は困難になることから，両当事者は理由を問われることなく，いつでも委任契約を解除できます（民法第651条第1項）．一方で，医師には応召義務（医師法第19条）があるため，正当な事由なく解除はできません．医療法では，医療側は患者に対して「良質かつ適切な医療を行うよう努めなければならない」(医療法第1条の4第1項)，医療側は「医療を提供するにあたり，適切な説明を行い，医療を受ける者の理解を得るよう努めなければならない」(医療法第1条の4第2項)と規定されています．

診療情報の提供

　インフォームド・コンセントを得るには，患者や家族が十分に診療内容を理解できるよう，医師は診療に関して適切な情報を提供する必要があります．患者の自己決定権に関わるため，情報を適切に開示しなければ，権利侵害とみなされ，訴訟になることもあります．

　意思決定プロセスにおける開示すべき情報は，以下の5項目です[1]．

①病名，病態

②検査や治療の内容，目的，方法，必要性，有効性

③その治療に伴う危険性と発生頻度

④代替医療とその利益，危険性，発生頻度

⑤医師が勧める治療を断った場合，それによって生じる好ましくない結果

　患者は，これらの情報をもとに判断し，同意に至るので，その情報が明らかでなければ，同意しなかった可能性があります．開示される情報についても，かつては医師の裁量権の範囲とされていましたが，患者の自己決定権が重視される現在においては，上記のように患者が望む内容を網羅するものへと変化しています．

　日本医師会は「診療情報の提供に関する指針」[8]を作成し，その方法を示しています．患者からの求めに応じて開示される診療記録とは「診療録，手術記録，麻酔記録，各種検査記録，検査成績表，エックス線写真，助産録，看護記録，その他，診療の過程で患者の身体状況，病状等について作成，記録された書面，画像等の一切」を指し，開示を求められるのは，原則として患者本人，法定代理人，任意後見人，患者本人から代理権を与えられた親族，（患者が成人で判断能力に疑義がある場合は）現実に世話をしている親族等です．法律上の規定がある場合や患者による承諾書がある場合を除いて，患者の同意なく，患者以外の第三者に診療記録等を開示することは，医師の守秘義務に反します．

　インフォームド・コンセントについては，さまざまな方法が示されていますが，結局は，1人ひとりの患者と医療者とのコミュニケーションにより成り立つものです．十分なコミュニケーションがないままインフォームド・コンセントを進めようとすれば，意見の一致・同意に至らないばかり

か，感情的な対立関係に陥るおそれもあります．そうならないためにも，医療者は患者の価値観を尊重して，治療や生活のあり方について共感を示し，十分なコミュニケーションを通して，信頼関係を築くことが大切になります．

E　告知と終末期医療 —問題点と望ましい援助—

医療現場において患者の自己決定権の尊重が当たり前のこととなるまでには，患者の思いを受け止めようとする医療者，根気強く働きかけた患者たちの，行動の積み重ねがありました．中でも，告知に関して影響のあった，いくつかの裁判例をみてみましょう．

最高裁判例（2002 年 9 月 24 日判決）[9]

1990 年，末期がんを患者本人に告知するのが適当ではないと医師が判断し，家族にも告知しなかった事例の裁判です．医師が高齢の患者に末期がんであることを告知すべきでないと判断した場合でも，家族に説明をすべきであったとして慰謝料 120 万円の支払いが認められました．

患者の家族に対して告知する義務があったか否かについて，裁判所は「医師は，診療契約上の義務として，患者に対し診断結果，治療方針等の説明義務を負担する．当該医師は，診療契約に付随する義務として，少なくとも，患者の家族等のうち連絡が容易な者に対しては接触し，同人又は同人を介してさらに接触できた家族等に対する告知の適否を検討し，告知が適当であると判断できたときには，その診断結果等を説明すべき義務を負うものといわなければならない」としました．また，その理由として「告知を受けた家族等の側では，医師側の治療方針を理解した上で，物心両面において患者の治療を支え，また，患者の余命がより安らかで充実したものとなるように家族等としてのできる限りの手厚い配慮をすることができるようになり，適時の告知によって行われるであろうこのような家族等の協

力と配慮は，患者本人にとって法的保護に値する利益であるというべきであるからである」と判示しました．

さいたま地裁川越支部判例（2003年10月30日判決）[10]

がんであることを告知した後，患者が病院内で自殺しました．（認定された事実関係のもとでは）がん告知の時期および方法等に配慮義務違反はないとして，病院側の責任は否定されました．

札幌地裁判例（1998年3月13日判決）[11]

鑑別診断をせずに悪性腫瘍と断定し，抗がん薬治療を開始したものの，その後，別の病院で良性腫瘍であることが判明しました．誤ったがん告知により約2年間も，死に直面し続けて精神的な苦痛を強いられたことに対し，慰謝料300万円が認められました．

東京地裁判例（1971年5月19日判決）

20代女性が，右乳腺がんの診断に対して，右乳房および右腋窩リンパ節切除を承諾しました．手術中に左乳房にも腫瘍があることがわかり，試験切除したところ，乳腺症と診断されました．乳腺症はまだがんではありませんが，将来，がんになる可能性があるとして，担当医師は左乳房をも切除しました．麻酔中で意識がない患者に対しての説明は，術後でよいと考えたのでした．

患者側からの損害賠償請求について，東京地裁は「左乳房切除は重大な結果を生ずる手術であり，緊急を要する手術ではないのだから，麻酔覚醒後，患者に説明の上，承諾を得てから行うべきであったが，説明のないまま，無断で切除した」ものとして，不法行為の成立を認めました．

最高裁判例（2001年11月27日判決）[12]

40代女性が，乳がんの診断を受けました．医師は当時の標準的な術式であった乳房の膨らみをすべて取り去る乳房切除術（胸筋温存乳房切除術）を実施するために，術前の説明を行いました．その際，当時は未確立の治

療法ではあったものの，他の医療施設では行われていた乳房温存療法については，十分に説明しませんでした．患者は当時，乳がんの治療が乳房を可能な限り残す方向へ変わってきたという，乳房温存療法に触れた新聞記事を読んでいました．入院時にそのことも含め，生命と乳房切除の狭間で悩む女性としての心情を綴った手紙を，医師に渡していました．

　手術の後，乳房の温存を希望していた患者は，当時の医療水準としては確立されていなかった療法（術式）の説明を十分に受けなかったことを訴えました．判決は「医師自身が当該療法（術式）について消極的な評価をしており，自らはそれを実施する意思を有していないときであっても，患者に対して，医師の知る範囲で，当該療法（術式）の内容，適応可能性やそれを受けた場合の利害得失，当該療法（術式）を実施している医療機関の名称や所在などを説明すべき義務があるというべきである」と判示しています．

　また，乳がん手術は，女性を象徴する乳房に対する手術であり，患者にとって身体的，精神的影響をもたらし，生活の質（QOL）にも関わるものであることを強調しました．その上で「胸筋温存乳房切除術を行う場合には，選択可能な他の療法（術式）として乳房温存療法について説明すべき要請は，このような性質を有しない他の一般の手術を行う場合に比し，一層強まるものといわなければならない」としました．つまり，医師は手術を実施するにあたって，特別な事情がない限り，選択可能な他の治療法について説明すべきであり，患者の自己決定権を重視して，医学的に未確立な最新の治療法についても，診療契約上の説明義務があるとしたともいえます．

　では，どの程度の説明義務があったのでしょうか．患者が乳房温存療法に強い関心をもっていることを医師は知っていたわけですが，乳房温存療法の説明については，十分なものとは認めていません．この患者の乳がんについては，乳房温存療法の適応可能性のあることおよび乳房温存療法を実施している医療機関の名称や所在を説明しなかった点が，診療契約上の説明義務違反にあたるとの判断を示しました．

最高裁判例（2009 年 12 月判決）

　気管支喘息重責発作による低酸素脳症となった 50 代の男性は，心肺停止の状態で搬送されましたが，蘇生し，人工呼吸器によって呼吸が保たれていました．意識は回復しませんでしたが，人工呼吸器は取り外され，気管内にチューブが挿入されて気道を確保し，本人の自発呼吸を保っていました．約 2 週間後，患者の妻から気管内チューブを抜いてほしいと依頼された担当医師は，自然なかたちで看取ることを決め，気管内チューブを抜去しました．その後，苦しみ出した患者に対して，筋弛緩薬を静脈注射し，患者を呼吸筋麻痺による窒息にて死亡させました．実際に患者に筋弛緩薬を注射した准看護師は，その事実を知らされていませんでした．

　医師は殺人罪で起訴され，2005 年 3 月の第一審判決は懲役 3 年，執行猶予 5 年でした．2007 年 2 月の第二審（控訴審）の東京高裁判決は，第一審を支持しつつも，医師は家族の要請で決断したものであったことを認め，当時の殺人罪の量刑としては最も軽い懲役 1 年 6 ヵ月執行猶予 3 年と減刑しました．

　2009 年の最高裁は，気管内チューブを抜く行為は本人（被害者）の推定意思に基づくとはいえないことなどから，法律上許される治療中止にはあたらないとして，被告の上告は棄却され，高裁判決が確定されました．

　終末期医療において，打ち切りの対象となる延命治療は，人工呼吸，水分栄養補給，化学療法などがありますが，本件においては，気管内チューブの抜管と筋弛緩薬の投与が殺人行為となると判断されました．また，法律上許される治療中止を判断するにあたり，十分な治療と検査が行われ，患者の回復の可能性や余命について的確な判断を下せる状態にあること，家族に適切な情報が伝えられた上での患者の推定意思に基づくものであることなどを示しました．

F　インフォームド・コンセントの実際

　臨床現場では，インフォームド・コンセントの内容が患者にとって大変悪い知らせである場合があります．例えば，末期のがん患者に対してその情報を提供するとともに，今後の方針を話し合うといった場面です．末期がんの場合，数十年前までは，まず家族に告知し，本人には病状を伏せることが日常的に行われていました．しかし，患者の自己決定権が尊重される現在の医療では，患者に判断力がない場合を除いて，患者本人に事実が説明されます．末期がん患者に対しても同様です．

　心身ともに不安定な状況にあるがん患者は，医師から生命に関わる情報を伝えられることで，さらに大きなストレスを感じることになります．それは医師にとっても，困難なコミュニケーションです．末期がんの患者や家族に対しては，いずれは死を迎える可能性が高いことを伝えなければなりませんが，死という事実に直面した患者や家族が受ける衝撃はあまりに大きなものです．適切な情報を伝えるにとどまらず，十分なケアをすることも必要になります．悪い知らせであっても，医師からの適切なコミュニケーションは，患者の面談に対する満足度，治療遵守，理解の促進に影響することがわかっています．

　悪い知らせを患者に伝える際のコミュニケーション・スキルに，SPIKESがあります．カナダ，トロント大学の腫瘍内科医，ロバート・バックマンが提唱したもので，以下の6段階の手順で構成されています[13]．

第1段階：場の設定 setting up the interview
　面談の環境設定では，プライバシーへの配慮が重要で，家族など，患者にとって重要な人物の同席を求めます．

第2段階：患者の病状認識の評価 assessing the patient's perception
　患者本人が病状をどれくらい理解しているかを正確に把握します．

第 3 段階：意思決定に関する患者の希望を確認 obtaining the patient's invitation

　診断，治療，病気についての情報を提供する前に，どのように結果を知らせてほしいか，患者の希望を確認します．その際，本人ではなく家族に説明してほしいという希望は受け入れられますが，本人に事実を伏せたり虚偽の説明をしたりすることは倫理的に容認されません．

第 4 段階：患者への情報提供 giving knowledge and information to the patient

　できるだけ専門用語を使わず，相手の理解を確認しつつ，知識と情報をわかりやすく説明します．

第 5 段階：患者が抱く感情に共感的に対応 addressing the patient's emotions with empathic responses

　悪い知らせを伝えられた患者に対して共感的に対応することで，患者を支え信頼関係を築きます．

第 6 段階：今後の方針とまとめ strategy and summary

　今後について話し合う心の準備ができているかを確認した上で，治療計画や方針などを提示します．

　臨床現場では，インフォームド・コンセントを得る際に，このようなコミュニケーション・スキルを活用しています．

G　インフォームド・コンセントの要件を満たすことが免除される場合

　緊急治療が必要な状況でありながら，患者が自己決定できない場合，インフォームド・コンセント，患者の自己決定権，医師の裁量権は，どのようになるのでしょう．

　例えば，交通事故に遭って搬送されてきた小学生に緊急手術をしようと

したものの，保護者と連絡が取れないという場合を考えてみます．手術を行う場合，医師は患者や家族に対して，手術内容やその危険性についての説明を行い，十分な理解を得て手術同意書を作成しなければなりませんが，この事例のような緊急事態では，電話でインフォームド・コンセントを得ることができます．しかし，その連絡もつかず，患者の生命に危機が及ぶと判断されれば，医師の裁量権が優先され，インフォームド・コンセントを得る過程が省略されることがあります．インフォームド・コンセントを得る相手は法廷代理人となりますから，保護者の代わりに小学校の教員やかかりつけ医からインフォームド・コンセントを得ることはありません．

　緊急事態では，医師の裁量権に基づいて患者の生命を優先した医療を行いますが，医師は可能な限りインフォームド・コンセントを得るよう努めることが求められます．インフォームド・コンセントが免除される状況として考えられるのは，以下の5つの場合です．

患者の生命に関わるような緊急事態

　患者に同意能力がなく，生命の危機が迫っており，時間的猶予がない場合です．同意能力とは，医療の内容や危険性を理解する能力，医療を受けるかどうかを判断する能力のことを指します．十分に説明する時間がなくても同意を得られる場合は，簡単な説明をした上で同意を得ます．

法律による強制措置

　法律に基づいて感染症の患者を入院させる場合や，自傷他害のおそれのある精神障害者を入院させる場合などです．

患者自身が医療情報の開示や同意を放棄している場合

　免除対象となるのは1つの医療行為であるため，別の治療に対しては，改めてインフォームド・コンセントを得る必要があります．また，放棄した意思については，いつでも撤回できるよう配慮しなければなりません．

患者に同意能力がない場合

　同意能力がない患者としては，小児や認知症，精神疾患，救急患者などがあてはまります．これらの患者から同意を得ることは免除されますが，その代わりに，代諾者から同意を得なければなりません．代諾者は，患者の価値観を最も反映させる人物であるため，家族・親族に限らず，友人でもよいとされています．患者が小児の場合には，親が代諾者となることが一般的ですが，親の判断が子どもの健康にとって害となる場合には，法的手段によって親の親権を停止させ，別の適任者を代諾者とし，その子どもにとっての最善の利益を図ることが可能です．

危険性の極めて低い医療行為

　聴診器で心音や呼吸音を聴くなどの，危険性の極めて低い医療行為に対しては，詳しい説明をして同意を得る必要はありません．このような診療については，患者が病院を受診した段階で同意を得ているものと考えられます．

H　インフォームド・コンセントの倫理

医療における倫理4原則

　倫理面からインフォームド・コンセントを支えているのは，医療倫理の4原則です．

　タスキギー事件（前述）への反省から，アメリカでは「生物医学・行動研究における被験者保護のための国家委員会」が設置されました．同委員会は，1979年に「研究における被験者保護のための倫理原則とガイドライン」（ベルモントレポート）を作成し，自立尊重原則，善行原則，正義原則を示しました．同年，ビーチャムとチルドレスは『生命医学倫理の諸原則』の中で，この3原則に無危害原則を加え，医療倫理の4原則を示しました．

医療倫理の4原則は，研究倫理の原則として生まれましたが，現在では，臨床現場での倫理的問題の解決の重要な指針となっています．

a. 自律尊重原則 autonomy

意思決定能力がある人の，自律的な，選択・決定・行動が尊重され，制限や干渉されないことです．患者自身が選択し，決定するためには，医療者による適切な情報提供が必要であるという，インフォームド・コンセントを支持する原則となっています．

b. 善行原則 beneficence

患者の利益のために，最善を尽くすことです．「善行」とは，医療者が考えるものではなく，患者が考えるものでなくてはなりません．

c. 無危害原則 non-maleficence

危害を及ぼさない，危害を及ぼしてしまうリスクを避けることで，善行原則と関連しています．

d. 正義原則 justice

患者を公平・平等に扱うことで，公正の原則ともいわれます．患者には誰もが平等に治療を受ける権利がありますが，医療施設や医療者，医療機器，医薬品などの医療資源に限りがある中で，いかに公正に配分するかという問題があります．

医療倫理の4原則の対立

現実には，臨床の場でこれらの原則同士が相反することも少なくありません．例えば，早期のがんと診断された患者が，合併症のリスクを恐れて手術を拒否している場合，自律尊重原則に則って，手術拒否を受け入れるべきでしょうか．しかし，手術すれば根治の可能性があり，放置すれば生命に関わることが明らかな以上，善行原則に則って手術をするべきとも考えられます．この事例では自律尊重原則と善行原則が対立していますが，同様のジレンマは，臨床現場ではよくみられることです[14]．

医療倫理の4原則は，臨床の場で起こるさまざまな問題の倫理的側面を整理する場合に，有効な道しるべとなります．しかし，個々の事例には事情や特性があり，この原則にあてはめさえすれば解決するというほど単純

ではありません．医療者と患者をはじめ，関係者が十分にコミュニケーションを重ねて，適切な判断をしていくことが大切です．

Ⅰ インフォームド・コンセントと看護

看護師に求められるインフォームド・コンセント[15)]

　看護師の業務は，大きく「診療の補助」と「療養上の世話」の2つに分類されています（p.6 参照）．

　診療の補助は，医師の指示に基づき，医師の責任で行う診療を補助する行為ですから，インフォームド・コンセントが必要な場合は，医師が責任をもって行います．

　療養上の世話は，看護師が主体性をもって業務するもので，インフォームド・コンセントが必要になった場合には，看護師の責任のもとに行います．しかし，療養上の世話の範疇である食事介助や経過観察を行う際，患者の状態によっては，医師からの具体的な指示が必要となります．医師の判断を必要とするかどうかを見極めることも，看護師に求められる能力の1つです．

看護師の役割

a. チーム医療でのインフォームド・コンセント

　チームで24時間患者をみている看護師は，患者の最もそばにいて，医師以上にさまざまな情報をもっています．患者との日常的なコミュニケーションが密で，患者の家族構成や，家族の中で誰となら相性が合うのか，本音を話せるのは誰なのかを観察することも可能です．患者自身で意思決定できるのか，そうでない場合には，誰がキーパーソンとなり，意思決定に重要な役割をもっているのかを，医師に助言することができます．患者情報は，医師に伝えるのみならず，看護チームに引き継ぎ，共有され，チー

ムの意思統一を図ります．看護記録には，患者の心情に関する情報が含まれており，患者の思い，不安，不満なども把握されています．そのような細やかな情報が，インフォームド・コンセントの際の患者と医療者間のよいコミュニケーションに役立ちます．

医師が患者や家族に説明しても，必ずしも十分に伝わらず，理解されていない場合もあります．患者は，よくわからない点があったり，説明の後に疑問が湧いたりしても，忙しい医師の立場を考えて，聞きそびれたり，「わかりました」と返事をしてしまったりする場合があるかもしれません．医師が患者に説明をしているとき，看護師はそばにいて記録を取りながら，よく観察し，患者が十分理解していない場合には，それを補うことが必要になります．

インフォームド・コンセントのプロセスにおいて，病状や医療行為の説明を受け，理解した上で選択することは，患者と家族の心身に大きな負担となります．診療のインフォームド・コンセントは医師の責任において行われるものですが，看護師には理解のサポートという大切な役割が課せられています．患者の尊厳を守って意思を尊重し，患者と家族が十分に理解した上で納得して医療を選択し，同意に至るには看護師の支えが重要になります．治療後の生活や人生に影響することも意識しつつ，なかなか表に出ない心配事に配慮し，適切な情報を丁寧に伝えて，医師と患者が信頼関係を築き，よりよいコミュニケーションを取れるよう目配りすることも，看護師に求められることです[16]．

患者の神経は研ぎ澄まされています．医師と看護師のコミュニケーションがうまく取れていないと，患者に伝わって不安や混乱をきたし，患者と医療者の信頼関係が損なわれてしまいます．医師とよいコミュニケーションを取ることは，患者のためによりよい環境を生み出します．看護師には，看護の専門家として，治療の専門家である医師と対等に意見交換ができる，十分な知識と力量が求められます．

b. 患者の権利を守る

患者自身が自己決定できる場合には問題ありませんが，認知症の方などの場合は，意思を表明したり，自己決定したりすることが困難な場合もあ

160

ります．自己決定が難しい場合，代諾者（代理の決定者）が必要になりますが，慎重な人選が求められる場合でも，家族構成を熟知している看護師は助言者となることができます．

また，説明して納得してもらいたいとしても，「自分の病気について，一切知りたくない」という患者もいます．その場合，患者の「知りたくない権利」を守る必要があります．患者と日常的に接する時間の長い看護師は，このような患者の気持ちを適切に医師に伝えることができます．聞き上手・話し上手な看護師は，スムーズなインフォームド・コンセントに欠かせない存在です．

J　遺伝子診断と倫理的問題 —遺伝子解析と DNA 鑑定—

　ヒトがもつ約 30 億塩基対の DNA には，生物として生きる上で必要な遺伝情報が書き込まれています．世界規模で進められたヒトゲノム計画は，2003 年 4 月に完了し，ヒトの全 DNA 塩基配列が解読されました．ゲノム情報は医療分野にも大きな影響を及ぼし，遺伝子解析による診断，治療，予防が行われています．遺伝性疾患の中には，1 つの遺伝子変異により発症する単一遺伝子疾患，環境因子と遺伝的因子などが関連する多因子疾患とがあります．単一遺伝子疾患では，原因遺伝子の同定によって病態が解明されますし，多因子疾患においても，遺伝要因の解明が進むことで治療法開発などに役立ちます．こうしたゲノム医療の発展は，現在では治療できないとされる，さまざまな疾患の治療も可能にすると期待されています．

　2013 年，アメリカの女優が，母親が乳がんであったため，遺伝学的検査を実施したところ，乳がんになる可能性が高い遺伝子に変異があることがわかりました．その確率が 80% であったことから，予防的に両乳房の切除手術を受けたことが大きな話題になりました．

遺伝性疾患における倫理的問題

　遺伝子解析が進むことによる倫理的問題も生じています．遺伝子や染色体の変異によって起こる遺伝性疾患は，遺伝学的検査を受けることで，将来発症する可能性のある疾患を予測することができます．しかし，遺伝学的検査に関しては，遺伝性疾患の特性から，多くの課題があります．

　病気には「知る権利」と「知らないでいる権利」があります．将来発症する可能性のある遺伝性疾患について事前に知ることは，予防・早期発見等，今後の人生設計において大変有用です．しかし，治療法のない疾患も少なくなく，その場合の精神的苦痛などを鑑み，「知らないでいる権利」にも配慮しなければなりません．また，遺伝学的検査で得られた個人の遺伝情報は，他の医療情報と同じ守秘義務の対象となります．本人の了解なく第三者には開示されません．

　遺伝性疾患における倫理的問題を考える際には，下記にあげた遺伝情報[17]の特性を考慮する必要があります．

・生涯変化しないこと
・血縁者間で一部共有されていること
・血縁関係にある親族の遺伝型や表現型が比較的正確な確率で予測できること
・非発症保因者（将来的に発症する可能性はほとんどないが，遺伝子変異を有しており，その変異を次世代に伝える可能性のある者）の診断ができる場合があること
・発症する前に将来の発症をほぼ確実に予測することができる場合があること
・出生前診断に利用できる場合があること
・不適切に扱われた場合には，被検者および被検者の血縁者に社会的不利益がもたらされる可能性があること

遺伝学的検査と診断

　2011年2月，日本医学会から「医療における遺伝学的検査・診断に関するガイドライン」が発表されました[17]．このガイドラインは，遺伝学的検

査に関係する複数の学会協力のもとで作成され，医療の現場において遺伝学的検査・診断をその特性に留意した上で，適切かつ有効に実施するために必要な総論的な事柄がまとめられています．そのガイドラインには，遺伝学的検査実施時に考慮される説明事項も例示されています．

　遺伝学的検査・診断は，病気の原因が遺伝子の異常（変異）である場合，その変異を検出するものです．すでに発症している病気の確定診断，発症前診断，非発症保因者診断，出生前診断，易罹患性診断などがあります．ガイドラインでは，各検査の留意点に加え，個人情報や個人遺伝情報の取り扱い，遺伝カウンセリングについても述べられています．

文　献

1) 箕岡真子：臨床倫理入門．日本臨床倫理学会監，p.21，へるす出版，2017.
2) インフォームド・コンセントの在り方に関する検討会：インフォームド・コンセントの在り方に関する検討会報告書〜元気の出るインフォームド・コンセントを目指して〜，1995. https://www.umin.ac.jp/inf-consent.htm（2020 年 12 月 3 日閲覧）
3) 日本医師会：医師の職業倫理指針—平成 28 年 10 月—．第 3 版，日本医師会，p.16，2004.
4) 文部科学省，厚生労働省：人を対象とする医学系研究に関する倫理指針．2017. https://www.mhlw.go.jp/file/06-Seisakujouhou-12600000-Seisakutoukatsukan/0000168764.pdf（2021 年 1 月 21 日閲覧）
5) 厚生労働省：治験について（一般の方へ）．https://www.mhlw.go.jp/stf/seisakunitsuite/bunya/fukyu.html（2020 年 12 月 30 日閲覧）
6) エリオット・フリードソン：医療と専門家支配．進藤雄三，宝月誠訳，恒星社厚生閣，1992.
7) 田中達也：患者の自己決定権と医師の裁量権の定義づけ．生命倫理，11 (1)，p.111-116，2001.
8) 日本医師会：診療情報の提供に関する指針．第 2 版，日本医師会，2002.
9) 最高裁平成 14 年 9 月 24 日．判例タイムズ，1106，p.87-92，2003.
10) さいたま地裁川越支部平成 15 年 10 月 30 日判決．判例タイムズ，1185，p.252-259，2005.
11) 札幌地方裁判所平成 10 年 3 月 13 日判決．判例タイムズ，997，p.253-262，1999.
12) 最高裁平成 13 年 11 月 27 日判決．判例時報，1769，p.56-61，2002.
13) Baile WF, et al：SPIKES-A six-step protocol for delivering bad news：application to the patient with cancer. Oncologist. 5 (4)，p.302-311, 2000.
14) 箕岡真子：臨床倫理入門．日本臨床倫理学会監，p.15，へるす出版，2018.
15) 福崎博孝，他：看護師に求められるインフォームド・コンセント．裁判例から学ぶインフォームド・コンセント 患者と医療者をつなぐために．p.218-229，民事法研究会，2015.
16) 箕岡真子：臨床倫理入門．日本臨床倫理学会監，p.9-23，へるす出版，2017.
17) 日本医学会：医療における遺伝学的検査・診断に関するガイドライン．2011. https://jshg.jp/wp-content/uploads/2017/08/genetics_diagnosis.pdf（2020 年 12 月 31 日閲覧）

第 **6** 章

医療と法と倫理

A　医療行為と倫理

　医療行為の倫理は，人間の生命・身体・健康，個人の自己決定権といった基本的な個人的法益が医師に委ねられていることに基づくために，重要となってきます．

　一昔前までの古い医療倫理の原則では，徹底した生命の尊重・延長で，1分でも1秒でも命を永らえさせることが，医療の原点であると考えられていました．その時代，延命処置といってもそれほど有効な手段があったわけでもなく，万全な医療処置にもかかわらず，やがて自然な死を迎えるのが普通でした．ですから，延命を最優先としても，現実的に大きな問題は生じなかったのです．

　ところが，医療が進歩し，生命維持装置によって植物状態の患者の長期延命が可能となりました．単なる延命治療の意義に疑問が投げかけられ，生命の質（QOL）を考慮することの必要性が叫ばれるようになってきました．延命治療や臓器移植の進歩は，尊厳死，植物状態，脳死など，生命の終焉に関わるさまざまな倫理的問題や現行法に関わる問題を浮上させてきたのです．

　一方，生殖医療の発達や遺伝子工学の進歩による疾患スクリーニングな

と，医療技術の進歩に伴って，生命にまつわる新しい倫理的な問題と法の在り方が問われる時代になってきました．

B　医の倫理と法

　医療技術のめざましい進歩と同時に，「医療の主権者は医師ではなく患者本人である」という価値観・倫理観も社会に浸透してきました．その段階で，医の倫理と現行法の整合性が社会問題となりました．

　さまざまな最先端医療が，医師の功名心のためのみに利用され，患者個人の生命の質に差をつけるといった不公平が生じてはなりません．法は最低限の道徳を示し，社会の秩序を保つ役割をもちますが，医療の進歩が早く，社会的規範が追いつかない状態もしばしば起こります．過去においては，和田心臓移植事件（1968年），富士見産婦人科病院事件（1980年）などの刑事事件で，告発があっても不起訴処分という形で判断が避けられました．一方，欧米諸国，特にイギリス，アメリカでは，司法上，判例法が優位なこともあって種々の判例が積み重ねられており，医学倫理に対する法的規範の確立は迅速で，先進的でした．最近では日本でも医療に関する法律，指針やガイドラインなどが広く作成され，医療に関する法と倫理は，日本社会においても新しい時代を迎えています．

　日本医師会は「医師の職業倫理指針」を定めています[1]．この職業倫理指針の冒頭には，2000年に採択された医の倫理綱領，2013年に採択された日本医師会綱領を掲載し，医師として遵守すべき職業倫理を宣言し，医師の基本的責務，患者への対応，終末期医療，生殖医療，遺伝子をめぐる課題，医師相互の関係，医療関係者との連携，人を対象とする研究などについて，倫理的方向性を示しています．

C 守秘義務と個人情報の保護，通報義務

守秘義務

　医療者には，守秘義務や個人情報の保護義務が課せられています．医師の守秘義務では，医師と患者という関係の中で知り得た患者の情報を，他者に漏らしてはならないとされています．医師は治療に際して，心身の不具合に関する患者の個人的な情報を知りうる立場にあるからです．ヒポクラテスの誓いにも「医に関すると否とにかかわらず他人の生活についての秘密を守る」と記されています（付録1）．1948年に採択されたジュネーブ宣言（付録2）においても，守秘義務は絶対的なものであるとされています．守秘義務は医師のみならず，すべての医療専門職が遵守するべきものです．

　個人の秘密やプライバシーが尊重されて初めて，患者は医師を信頼して心身の不具合を伝えることができ，よい治療を受けることができます．医師の守秘義務に関連する法律として，日本では，刑法第134条で秘密漏示罪が規定されており，「医師，薬剤師，医薬品販売業者，助産師，弁護士，弁護人，公証人又はこれらの職にあった者が，正当な理由がないのに，その業務上取り扱ったことについて知り得た人の秘密を漏らしたときは，六月以下の懲役又は十万円以下の罰金に処する」とされています．

守秘義務の例外

　2005年に発行された世界医師会の「医の倫理マニュアル Medical Ethics manual」は，守秘義務違反とはいえないケースとして，①医師，看護師，検査技師などの医療従事者同士が適切なケアを行うための情報共有，②法的な要請に従う場合（児童虐待の疑いがある患者など），③患者から危害を与えられるおそれのある人への情報伝達（患者が精神科医に他者を傷つける計画を明かしたとき，HIV患者が配偶者やパートナーと感染防止

策を取らずに性交渉を続けようとしていることが判明したとき），の3つ
をあげています[2]．「医の国際倫理綱要 International Code of Medical
Ethics」でも，「医師は，守秘義務に関する患者の権利を尊重しなければな
らない．ただし，患者が同意した場合，または患者や他の者に対して現実
に差し迫って危害が及ぶおそれがあり，守秘義務に違反しなければその危
険を回避することができない場合は，機密情報を開示することは倫理にか
なっている」と，守秘義務の例外を認めています[3]．

　1969年にアメリカで起きたタラソフ事件は，「患者から危害を与えられ
るおそれのある人への情報伝達」にあたります．精神科の患者から，タラ
ソフという女性を殺害するつもりだと知らされた病院の心理学者が，その
旨を警察に伝え，患者は拘留されたものの，短期間で釈放され，その後タ
ラソフを殺害した事件です．この事件をきっかけに，第三者に危険が及ぶ
場合には，守秘義務が解除されるという考え方が広がっていきました．

　法的要請である子どもの虐待の通報については，「児童福祉法」と「児童
虐待の防止等に関する法律」（児童虐待防止法）などで，刑法その他の守秘
義務違反にはあたらないと明示されています．高齢者虐待に対しても同様
で，高齢者に対する虐待を認めた場合には，「高齢者虐待の防止，高齢者の
養護者に対する支援等に関する法律」（高齢者虐待防止法）に基づき，市町
村（特別区を含む）への通報義務があります．

個人情報の保護

　個人情報については，「個人情報の保護に関する法律」（個人情報保護法）
の第2条に生存する個人に関する情報であって，当該情報に含まれる氏名，
生年月日その他の記述等により特定の個人を識別することができるものと
規定されていますが，医療に関しては死者の情報にも適切な配慮が求めら
れます[1]．

　「医療・介護関係事業者における個人情報の適切な取扱いのためのガイ
ダンス」[4]に，医療・介護を実施する際の個人情報保護について示されて
います．患者に医療サービスを提供するために個人情報を利用することが
明らかな場合（医療保険事務，入退院等の病棟管理，医療チーム内での情

報共有等）以外では，個人情報を取得する際に利用目的を開示する必要があります．ただし，①法令に基づく場合（医療法に基づく立ち入り検査，児童虐待に関する通報など），②人の生命，身体または財産の保護のために必要がある場合で，本人の同意を得ることが困難であるとき，③公衆衛生の向上または児童の健全な育成の推進のために特に必要がある場合で，本人の同意を得ることが困難であるとき，④国の機関や地方公共団体またはその委託を受けた者が法令の定める事務を遂行することに対して協力する必要がある場合で，本人の同意を得ることにより当該事務の遂行に支障を及ぼすおそれがあるときは，本人の同意を得る必要はない，と規定されています．

D　看護の倫理と法

　日本看護協会は，2003年に「看護者の倫理綱領」（付録4）を定めました．この倫理綱領は，看護者の行動指針となり，看護専門職としての責任の範囲を示す，15項からなります．前文冒頭には，「人々は，人間としての尊厳を維持し，健康で幸福であることを願っている．看護は，このような人間の普遍的なニーズに応え，人々の健康な生活の実現に貢献することを使命としている」と記されています．次いで，「あらゆる年代の個人，家族，集団，地域社会を対象とし，健康の保持増進，疾病の予防，健康の回復，苦痛の緩和を行い，生涯を通してその最期まで，その人らしく生を全うできるように援助を行うこと」が，看護の目的だとしています[5]．

　「保健師助産師看護師法」（以下，保助看法）は，保健師，助産師および看護師の資質を向上し，医療および公衆衛生の普及向上を図ることを目的に，1948年に制定された法律で，その後も改正が行われています．保健師・助産師・看護師・准看護師を合わせて「看護職員」といいます（表6-1）．看護職員に看護補助者（免許なしに看護職員の業務を補助する者）が加わると「看護要員」と表現されます．保健師，助産師，看護師は厚生労働大

表 6-1 保健師，助産師，看護師，准看護師の業務

看護職員	業　務
保健師	保健指導
助産師	助産，妊婦・褥婦・新生児の保健指導
看護師	傷病者等の療養上の世話，診療の補助
准看護師	傷病者等の療養上の世話，診療の補助（ただし，医師・看護師の指示の下で行う）

臣が免許権者であり，准看護師は，都道府県知事が免許権者です．

　看護職員は，直接人の生命に関わる重要な職業ですから，その重大性に照らして，身分と業務は法で定められています．資格を取得するには，国家試験や都道府県の試験に合格し，さらに条件（欠格事由のないこと）を満たした者が，厚生労働大臣や都道府県知事から免許を与えられます．

　免許を与えないことがある（欠格事由）のは，罰金以上の刑に処された者，業務に関し犯罪，または不正行為があった者，心身の障害により業務を適正に行うことができない者，麻薬，大麻，もしくはアヘンの中毒者とされています．

　看護職員は患者のプライバシーに触れることが多いので，さまざまな規定によって秘密を守ることが義務づけられています．そして，それに反したときは処罰されることになります．刑法第 134 条の秘密漏示の禁止も該当します．患者，家族が看護職員を信頼し身を任せることができるのは，このような法的な保証が背景にあるからです．

看護業務

a. チーム医療における看護師の役割

　現在，医療はチームで行われ，責任体制も個人から共同の責任へと変わり，チーム医療は，それぞれの専門職を尊重して，相互の信頼のもとに，自らの責任を果たして，患者にとって最良の医療を提供することを目標としています．過去には，チーム医療における看護師の業務を明らかにして，その業務に対して評価をしないことが美徳と考えられた時代がありました

が，そのような状況は，看護の専門的業務を不透明にする可能性がありました．

　看護師の業務である療養上の世話は主体的業務，診療の補助は補助的業務です．医師の業務との関係においては，医師のみが行う絶対的医行為（診断，処方，治療方針の決定），医師の指示により看護師の知識・技術をもって行いうる相対的医行為，看護師の知識・技術のみをもって行う絶対的看護行為と相対的看護行為があります．

1）絶対的医行為

　医師の行う診断・治療行為は，法的に医師の業務として独占しているので，看護師に限らず，これを医師以外の者が行えば，医師法違反となります．ただし，緊急の場合は，看護師に対し，臨時応急の手当て（保助看法第37条）としての治療行為が許されています．

2）相対的医行為

　相対的医行為とは，医師の行為である診療を補助する業務ですから，医師の指示が絶対的条件となります．保助看法第37条の「衛生上危害を生ずるおそれのある行為」に相当します．患者への侵襲性が高いことから，その時代の医療，医療技術，看護教育のレベルによって，その行為の適否が決定されます．

3）絶対的看護行為

　療養上の世話と称される看護独自の業務であり，医師の指示，指導，監督を必要としません．この行為は，看護領域における看護師の看護判断と，それに基づいて取られた看護の方法をいいます．したがって，相対的看護行為よりも注意義務の範囲は大きくなります．

4）相対的看護行為

　医師の絶対的医行為である診断，治療などに対して，看護師が医師を補助し，さらに患者を危険から守り，苦痛や不安を軽減するために取る看護行為をいいます．この行為は，医行為の補助的業務でもあるので，行為の決定には，医師の指示が必要となります．しかし，行為の質には，看護学の専門知識に基づく看護判断と看護方法が問われることになります．

　看護師には，自らの看護行為の質を継続して維持し，かつ，時代の推移

に合わせて高めていく責任があります（看護者の倫理綱領8項，付録4）[5]．これは，医療の一端を担う専門職として負うべき義務ですから，その時代の水準に達していないことから生じた事故については，当然，看護師としての注意義務違反が問われることになります．

　相対的看護行為は補助的義務ですから，行為の決定は，医師の指示が絶対的な要件になります．しかし，その行為は看護師としての専門的判断が加わって表出されるため，看護師のレベルによって補助的業務の質は異なることになります．この実質的領域の存在によって，医師の手足的補助行為ではなく，看護行為であるという論証が成立します．ですから，医師の指示は看護師の医療行為であるところの行為の決定までとなります．その行為を支える裁量，すなわち看護師の専門的判断領域にまでは，医師の指示は及びません．その結果，看護師は，この領域においては，医師の指示で行った行為だからといって責任を回避することはできないということになります．

b. 医師と看護師の業務の相互関係

　医師と看護師はともに患者の異常を早期に発見し，最悪な状態に陥らないように，その予防措置を取らなければなりません．この危険の予測とその回避は，医師，看護師に求められている注意義務となります．

　そのために，医師は「診察」という行為によって，また看護師は「観察」という行為によって24時間を通して患者を観察し続け，異常の早期発見に努めています．

　一般に，医師の診察時間よりも，看護師の観察時間が圧倒的に長いことから，患者の状態の把握は，看護師の口頭や看護記録がより重要となります．医師は入院患者に関しては，看護師の観察による情報から注意義務を得ています．また，看護師は，異常発見のための観察とともに，患者の心身状態を社会的，心理的な側面から観察するという点では，医師の医学的観察とは視点が異なります．ですから，医師の診察から得られた医学的情報と看護師の観察から得られた看護学的情報の共有は，患者の危険因子を知る上で，重大な要件となります．

c. 看護師の注意義務

　過失の判決では，看護師の注意義務が問題にされます．看護師が注意するべきところを怠り，患者に不利な結果をきたした場合は過失と認定されます．

　注意義務とは，事故発生の可能性を予測し，それを回避する行為を取ることができたかどうかというものです．看護師の看護行為は，常に予見行為（観察・予測のための情報収集）と回避行為（予防・看護の援助）の基本に則っています．すべき看護行為を行わないときは，注意義務違反となります．

1) 過失判定の基準

　注意義務上の過失を問われるとき，その過失を判定するために，一般的基準（客観的基準）と具体的基準があります．

● 一般的基準（客観的基準）

①行政指導：「告示」「通知」などを，それぞれ行政指導といいますが，これが過失認定の基準として認められる場合があります．

②看護水準：いまだ研究段階で，普遍化，技術化されていないレベルの看護水準と，臨床ですでに一般化されている看護水準とを区別する必要性があり，医療事故では後者が問題となります．つまり，注意義務は，その時代の一定のレベルの看護の知識・技術を前提としており，それを成しえないとき，その看護師の行為は看護水準に達していないとされ，注意義務違反を問われることになるのです．

③慣行：病院内で確立された慣行があり，それに沿ってルーティンに医療が行われることがあります．例えば，千葉大採血ミス事件（1969 年）では，献血での採血に電気吸引器が用いられており，その操作は，看護師が行うのが義務分担として慣行化していました．

● 具体的基準

①専門性：保助法の規定が根拠となって，法的には保健師と助産師がそれぞれの分野で専門家として位置づけられています．日本看護協会が認定する専門看護師は，特定の専門看護分野の知識・技術を深め，高い水準の看護ケアを効率よく提供できると認められた看護師です．専門看護分野に

は，がん看護，精神看護，地域看護，老人看護，小児看護，母性看護，慢性疾患看護，急性・重症患者看護，感染症看護，家族支援，在宅看護，遺伝看護，災害看護の13分野があります．専門看護師は，それぞれの分野において，実践，相談，調整，倫理調整，教育，研究といった6つの役割を果たすことが期待されています．

②**医療レベル**：看護師が研鑽の機会に恵まれ，人的，物的にも十分な環境にあるときには，注意義務の水準は高くなります．つまり，大学病院，国公立病院および公的病院では，診療所で要求される水準よりも，高度な注意義務が求められます．

③**緊急**：緊急時に行われる医療行為は，時間的，人的，物的制約によって，普遍的な医療水準を期待できない場合が多くなります．したがって，注意義務の水準の修正要素となります．

E 医療事故と看護

医療事故とは，医療行為中に予期しなかった事態が発生し，患者に何らかの侵襲を起こすことをいいます．この事態の発生の原因が，医療側の何らかの落ち度（過失）によって生じた場合は医療過誤となります．ただし，医療事故のすべてが，医療過誤ではありません．

看護事故は広い意味では医療事故ですが，狭い意味では看護師の業務上の事故となります．看護師の業務には療養上の世話と，医師が行う診療を補助する業務とがありますが，そのいずれにおいても事故の結果に看護師の落ち度があれば，看護師の過失となります．

医療紛争という言葉は，医療・看護事故に由来する患者と医療側との間のもつれを指します．明らかに医療側にミス（過誤）がある場合もありますし，医療側にミスがないにもかかわらず，患者側から訴えられる場合もあります．このような紛争を解決しようとする民事裁判が，医療事故裁判と呼ばれます．

医療事故の防止[6]

厚生労働省は，医療安全対策における重点項目を，①医療の質と安全性の向上，②医療事故等事例の原因究明・分析に基づく再発防止策の徹底，③患者，国民との情報共有とその主体的参加の促進，としています[7]．

2014年の医療法改正に伴って，2015年に医療事故調査制度が発足しました．この制度は，医療の安全のために，医療事故の再発を防ぐことを目的としたもので，個人の責任を追及するためのものではありません．

医療事故調査制度は，医療事故（死亡事例）が発生した医療機関での調査の仕組みを明確にしています．事故発生後，医療機関は遺族への説明を行った後に，第三者機関である医療事故調査・支援センターに報告し，速やかに院内事故調査を行います．この院内調査は，原則，外部の専門家の支援を受けながら実施されます．院内調査で原因究明，再発防止策の策定を行い，医療事故調査・支援センターおよび遺族に対して，調査結果を報告しなければなりません．

医療法では，医療事故を未然に防ぐため，医療安全対策を推進させることを規定しています．医療法施行規則でも，医療機関における安全対策として，安全管理指針の整備，医療安全管理委員会の開催，安全管理研修の実施，院内における事故などの報告の義務化が定められています．

多くの事故の原因となるヒューマンエラーを完全になくすことは困難であるため，ミスがあっても事故にならないシステムを構築することが必要となります．危うく事故になりそうだった「ヒヤリ・ハット事例」を収集して分析することは，背景にあるシステムの不備を明らかにすることにつながります．また，院内の医療安全管理委員会にインシデントレポートとしてヒヤリ・ハット事例を提出することで，有害事象の再発防止とシステム改善に生かすことが可能です．

死亡事例以外の医療事故は，院内の医療安全管理委員会に報告することが医療法で義務づけられています．重大な医療事故の場合は，速やかに管理者に報告しなければなりません．特定機能病院，国立病院機構，大学病院等の管理者は，事故発生から2週間以内に日本医療機能評価機構／医療事故防止センターの医療事故情報収集等事業へ報告書を提出することに

なっています．日本医療機能評価機構／医療事故防止センターは，医療事故情報収集・分析・提供事業，ヒヤリ・ハット事例収集・分析・提供事業（医療事故情報収集等事業）を行っています．これらの事業は，一般の医療機関でも参加することができます．

看護と医療事故防止

医療事故と看護について考えてみましょう．

a. 知識の重要性

看護に必要な基本的な専門知識の習得は，看護の質を向上させ，医療事故防止に役立ちます．患者の状態を予測し，患者の身体に生じうる危険性から守ることが大切です．この知識は，その時代の一般的な看護師が当然知っている知識（看護水準）で，寝たきりの高齢者には褥瘡ができやすいとか，誤嚥しやすいなどのことです．薬についても，使用方法，目的，副作用を十分に理解し，病状の経過観察をしっかり行い，副作用の症状があれば記録し，医師に連絡することが大切です．医師の行う検査についても，その目的，その後の副作用を知った上で，経過観察することが肝心です．

b. 技術の向上

技術が未熟であったり，正しく理解していなかったりする場合には失敗が起こります．注射では，まず，薬剤の誤用（似て非なる薬剤の誤り），量の不正確（過量投与），注射部位の間違い，投与経路の間違い（皮下，筋肉，静脈の違い）などが考えられます．患者の体位変換時，患者のベッドの移動，ベッドから車いす，ベッドからストレッチャーへの移動の際にミスで転倒，転落する可能性があります．寝たきりの高齢者は，骨粗鬆症である場合が多く，無理な移動や転倒，転落によって，容易に骨折が生じます．

c. ケアレスミス

確認不足や思い違いによる，患者の取り違い，薬量のミス，薬剤の取り違い，輸血における血液の取り違い（異型輸血）などが起こりえます．

注意力不足によるケアレスミスは，仕事が忙しいときに起こりやすくなります．与薬・注射時の3度の確認，ダブルチェックの原則は，どのような場合にも大切です．思い込み，勘違いを防ぐためには，複数の目による

ダブルチェック，トリプルチェックが重要になります．

d. 管理上の問題

1) 医療機器，器具，物品管理

使用器材が作動しなかったり，あるべき物品が欠けていたりすることで，患者の生命を危険に陥れることがあります．定期的に点検することは，看護管理上，重要な職務です．また薬剤，検査用の試薬は，本数とともに有効期限の確認が大切です．

医療では，緊急事態が生じる場合がありますから，紛らわしい薬剤（注射液，消毒液，検査試薬，浣腸液）は，一緒に保管しないだけではなく，それぞれを定められた適切な場所に保管しておくのが原則です．

2) 病室の管理

病室は患者の生活の場ですから，安全と快適さが基本で，特に安全面への配慮が大切です．病室内での患者の転倒，転落などの事故は，ベッド，浴室，トイレ，廊下などで発生しやすいといえます．患者の高齢化，治療方法の多様化は，以前にも増して転倒の危険性をはらんでいます．入院患者は高齢者が多数を占めます．かつては点滴注射やバルーン・カテーテル使用時の患者は，ベッドに寝かせられていましたが，医療・看護技術の発展と早期離床の導入によって，患者自身が点滴のスタンドを持って病室や廊下を歩くことが多くなりました．そのため，転倒する可能性も高まっています．転倒しにくい環境の整備は，施設の管理者の責任ですが，改善を促すのは看護師の責務になります．

3) 看護体制

患者に，安全でよい医療サービスを提供するには，看護師の意見が反映される組織体制が必要です．病院を訪れる患者の多くは，医療者個人に加え，病院の組織や機能にも期待して来院します．医療チームは，そのような患者の期待に沿うよう，各自の専門性を発揮し，相互を尊重した医療組織をつくることが大切です．看護様式を整え，情報の伝達（報告，記録，申し送りなど）が円滑に行われ，患者を中心とした多職種連携による医療活動がスムーズに展開される必要があります．時間外でも病院スタッフが適切に機能し，患者に必要な医療サービスが提供できると，患者の満足度

は高くなります.

医療事故防止体制

医師,看護師,管理者などが,日常的に医療安全に対してどのように対応しているかは,事故発生時に,患者の生死,あるいは患者の身体に与える侵襲の程度に大きな影響を及ぼします.医療安全のために病院の管理体制を整えることは,病院管理において極めて重要です.

a. 医療事故の報告体制

事故報告の目的は,患者のリスクを最小にし,再発防止に役立てるためです.管理のためだけでもなく,医療側の自己防衛のためでもありません.患者に最も望ましい処置を,敏速かつ的確に提供するためのものです.事故が生じた際は,速やかに医師,師長らに報告し,最適な処置を行うことが重要です.

b. 医療安全委員会の設置

医療安全委員会は,事故の防止のために機能する委員会です.事故の分析と同時に,必要とされる改善策,再発防止策を管理者に提言する責任があります.また,医療法に従った適切な活動が求められます.

c. 看護師の労働条件

ケアレスミスの原因にはさまざまな要因が関係しますが,看護師の心身の健康問題は大きく影響します.過労や過重ストレスのない職場環境をつくることが大切です.

d. 教育・研修

看護の原点となる患者中心の看護は,医療事故防止に関する知識と理解を深めることによって再認識できます.専門職としての看護の知識や技術は,研修によって深められます.

事故発生時の対応

a. ただちに医師,他の看護師に連絡する

ミスは当事者である看護師が発見する場合もあれば,他の看護師によって発見されることもあります.当事者となった看護師は動転していること

が多いので，他の看護師によって患者の処置が行われることが望ましいといえます．

b. 患者・家族への説明

事実の説明は主治医によって行われますが，当事者，看護師・施設責任者は，直接，患者，家族に会い，心から深く謝罪することが大切です．

看護師自身の向上心

看護師には他人を思いやる，優しさが不可欠です．しかし，優しさだけでは看護とはいえません．看護師は個々の患者の病気の知識を基礎に，的確な看護診断と援助に必要な技術を適切に用いることができてはじめて看護といえます．

看護のレベルは時代とともに高まり，変化しますから，常に自己研鑽しなければなりません．看護師の過失は，その当時，誰もがもっていなければならない知識が不足している結果，事故発生の予測（予見義務）ができないこと，事故を未然に防ぐ医療安全に配慮した看護方法を実践しないことによって生じるといえます．

例えば，乳幼児を柵のないベッドに寝かせると，転落のおそれがあることは，看護師が児の発達段階の特徴を理解していれば，当然にわかることです．

看護と裁判事例

日本看護協会のウェブサイトの「看護実践情報」[8]には，医療安全に関するさまざまな取り組みが紹介されています．医療安全の推進には，過去の医療事故やヒヤリ・ハット事例を学び，予防策・対応策を共有することが大切です．

表6-2から，多くの事故では，薬剤の取り違い，扱い方，投与方法，量の誤りが起こっていることがわかります．看護は，ケアレスミスに十分に注意して行う必要があります．

a. 点滴注射ミスによる死亡事故

准看護師による点滴注射によって，劇症肝炎患者が全身痙攣を起こして

表 6-2　業務上過失致死（医療事故）に関する看護師の行政処分

行政処分	事件の概要
業務停止 3 月	入院中の患者に対し，尿中Ｃペプチド検査を実施する際アジ化ナトリウムを取り扱うに当たり，A子は具体的な使用方法等を申し送るなどをせず，B子に業務を引き継ぎ，看護助手を介して同薬剤を交付した．その後B子が薬剤を経口薬だと誤信し，患者に服用させた結果，患者を死亡させたもので，各々罰金50万円の刑に処せられた．
業務停止 3 月	患者に装着していた人工呼吸器のアラームが鳴り，付属の機器に接続されていたホースが外れていたにも拘わらず，アラーム一時解除キーを押し，ホースを接続しなかった．その後再度アラームが鳴り，ホースを誤って接続したため酸素供給が遮断され，患者を死亡させたものであり，罰金30万円の刑に処せられた．
業務停止 2 月	患者に対し下痢症の薬液を胃腸に注入するに当たり，右胸部に挿入されていた輸液ラインの点滴チューブを，鼻部に挿入されていた経腸ラインの点滴チューブと思い込み，その側管から薬液を鎖骨下静脈に注入した過失により，肺動脈閉塞に基づく呼吸不全により死亡させたものであり，罰金50万円の刑に処せられた．
業務停止 3 月	患者に対し，全身麻酔・鎮静用剤ディプリバンを投与するに当たり，シリンジ流量設定スイッチを〇ミリリットルに設定すべき所を誤って〇〇ミリリットルに設定し投薬開始したため，同剤を過量投与し，心肺停止に基づく低酸素性脳障害により死亡させたものであり，罰金50万円の刑に処せられた．

（出典）厚生労働省：行政処分の事例について．より改変．
https://www.mhlw.go.jp/shingi/2005/06/s0608-11/1g.html（2021 年 1 月 7 日閲覧）

間もなく死亡し，「准看護師に静脈注射を行わせたこと，あるいは，准看護師が点滴操作を間違ったことについて病院側に責任があるのではなかろうか．さらに，准看護師その人自身に，看護師として社会的に求められている一般的な注意義務違反があったのではないか」として，争われた事件でした．

　この事例は，患者の死亡原因は，医師，看護師らが准看護師 1 人に任せて実施したブドウ糖の静脈点滴注射であるとして争われましたが，医師，看護師らの准看護師に対する監督義務違反ならびに准看護師の責任は問責されませんでした．

b. 湯たんぽ火傷事故

　1956 年，妊娠中絶および卵管結紮の手術の後，看護師が付添婦とともに

患者を病室に運び，看護師は湯たんぽを足から離して寝かせ，その後の世話を付添婦に任せて退室しました．この病院は完全看護ではなく，身の回りの世話は患者が雇用した付添婦が行っていました．湯たんぽの位置は付添婦によってたびたび変えられ，患者は熟睡中にこの湯たんぽによって熱傷を負ってしまいました．

患者は「看護師が最初に湯たんぽを入れたのであるから責任がある．もし，そうでないとしても，付添婦に湯たんぽの取り扱いを任せた点に過失がある」と言って，損害賠償を請求した民事事件でした．

この判決では，「看護師の湯たんぽの取り扱いが原因となっているのではない」とし，また，「業務に関係ないことである」と言い切っており，その行為は，「看護師の職務の範囲とはいえない」と，職務外の行為については，（少なくとも医療過誤事件としての）責任を負う必要はないということがはっきり示されました．

c. 錠剤投与における業務上過失致死事件

医師は，満2歳2ヵ月の幼児が急性腸炎になったため，エンドウ豆大の錠剤の投薬を看護師に命じました．幼児は嫌がって泣き続けていましたが，看護師が無理に服用させたところ，それが幼児の気管内に入ってしまい，そのために窒息死してしまいました．

判決は，第一に，「医師は，当然予想される事態に対しては，適宜な方法を指示すべき業務上の注意義務があり」，これを怠れば責任を負わなければならないし，そのようなことは滅多に起こらない「稀有」の事例であるということだけで，「予想できない危険」であり，したがって，「不可抗力によるものであるから責任は免除されるべきである」とはいえない，としています．

第二に，この事件において，医師は「投薬行為は看護師がしたのであって，私には直接的には関係がない」と逃げをうっていますが，「医師と看護師は一体である」という前提から考えてみても，「看護師にだけ責任があって医師に責任はない」ということは認められない，と強く否定しています．

d. 牛乳点滴事件

ある日曜日午前10時40分頃，准看護師に「牛乳を飲ませるように」と

指示を受けた A が，胃潰瘍で絶食指示の出ている入院加療中の患者（86歳）に誤って牛乳を点滴の三方活栓から静脈内に注入しました．患者は急性肺機能不全によって，同日午後 8 時 50 分頃死亡しました．

A は，事件の 2 週間ほど前に准看護師養成所を卒業，准看護師試験を受けて合格しましたが，資格免許の交付はまだでした．看護師の国家試験受験資格を得るために，4 月から高等看護学校（進学課程）に入学する予定で，この間，看護助手として働いていました．A は「牛乳を飲ませる」目的を理解していませんでした．A は患者の病状，治療，そして現在どのような状態なのかを把握していません．きちんと把握していたならば，「絶食」の札をみた際に，即座に「点滴に注入する」という短絡的思考は避けられたはずです．A は法的には無資格ですが，実質的には准看護師試験に合格し，免許の交付待ちの身分でしたから，看護教育の背景のない無資格者とは異なります．したがって，法的には無資格者として扱われても，個人の注意義務は存在するといわなければなりません．

e. 誤薬投与死亡事件[9]

1999 年，都立病院において，薬剤の取り違いが原因と考えられる入院患者死亡事故が発生しました．左中指の慢性関節リウマチ治療のために入院した患者は，入院の 2 日後にその手術を受けました．その翌日，術後の抗菌薬点滴終了後に，血液凝固阻止薬のヘパリン生食を注入した数分後，容体が急変し，患者は死亡に至りました．死亡の原因を調査したところ，看護師がヘパリン生食と誤って，別の患者の創部処置用に用意された消毒液を注入したことが原因であると推定されました．

患者死亡の翌日に都立病院は事故調査委員会を設置し，関係者からの事情聴取，回収した器材の確認等を行いました．事故調査委員会は，医師法第 21 条に基づいて「警察に異状死の届け出を行うべき」と考えましたが，東京都衛生局の判断で，届け出ることはしませんでした．病理解剖がなされ，死亡診断書に記された死因は，「急性肺血栓塞栓症」でした．院内調査で原因究明が困難を極めたこと，遺族から原因究明のため警察に届け出るよう強く要請された結果，病院は，警察署に「薬剤取り違え事故の可能性があるため，原因の特定をしてほしい」との連絡をしました．

　この事件は，刑事事件として裁判で争われました．最高裁判決（2004 年4 月）は，担当医師が医師法第 21 条違反罪（罰金刑），病院長は医師法第 21 条違反罪，虚偽有印公文書作成・同行使罪（罰金，懲役 1 年・執行猶予 3 年），看護師 2 名は，業務上過失致死罪で，1 名は懲役 1 年・執行猶予 3 年，もう 1 名は懲役 8ヵ月・執行猶予 3 年でした．

　被害者自身が看護師資格をもち，親族に医療関係者がいたこともあり，遺族は，真相究明と医療安全対策の改善を求めて民事訴訟を提訴した結果，勝訴しています．この事件は，その後の医療安全対策の推進等に，大きな影響を与えました．

文　献

1) 日本医師会：医師の職業倫理指針．第 3 版，2016.
http://dl.med.or.jp/dl-med/teireikaiken/20161012_2.pdf（2021 年 1 月 4 日閲覧）
2) 世界医師会：WMA 医の倫理マニュアル．樋口範雄監訳，p.41-44，日本医師会，2016.
https://www.med.or.jp/dl-med/wma/mem/wma_mem_a.pdf（2021 年 1 月 4 日閲覧）
3) 世界医師会：WMA 医の国際倫理綱領．日本医師会訳．
https://www.med.or.jp/wma/ethics.html（2021 年 1 月 4 日閲覧）
4) 厚生労働省：医療・介護関係事業者における個人情報の適切な取扱いのためのガイダンス．2004.
https://www.mhlw.go.jp/content/000681800.pdf（2021 年 1 月 4 日閲覧）
5) 日本看護協会：看護者の倫理綱領．2003.
https://www.nurse.or.jp/home/publication/pdf/rinri/code_of_ethics.pdf（2021 年 1 月 7 日閲覧）
6) 厚生労働省：医療事故調査制度について．（2021 年 1 月 7 日閲覧）
https://www.mhlw.go.jp/stf/seisakunitsuite/bunya/0000061201.html（2021 年 1 月 7 日閲覧）
7) 厚生労働省：今後の医療安全対策について（概要）．
https://www.mhlw.go.jp/topics/bukyoku/isei/i-anzen/3/kongo/01.html（2021 年 1 月 7 日閲覧）
8) 日本看護協会：看護実践情報　医療安全．
https://www.nurse.or.jp/nursing/practice/anzen/index.html（2021 年 1 月 7 日閲覧）
9) 都立病産院医療事故予防対策推進委員会：都立広尾病院の医療事故に関する報告書―検証と提言―．1999.
http://www.byouin.metro.tokyo.jp/hokoku/hokoku/documents/hiroojiko.pdf（2021 年 1 月 7 日）

付　録

〈付録1〉ヒポクラテスの誓い

　医神アポロン，アスクレピオス，ヒギエイア，パナケイアおよびすべての男神と女神に誓う，私の能力と判断に従ってこの誓いと約束を守ることを．この術を私に教えた人をわが親のごとく敬い，わが財を分かって，その必要あるとき助ける．その子孫を私自身の兄弟のごとくみて，彼らが学ぶことを欲すれば報酬なしにこの術を教える．そして書き物や講義その他あらゆる方法で，私のもつ医術の知識をわが息子，わが師の息子，また医の規則に基づき約束と誓いで結ばれている弟子どもに分かち与え，それ以外の誰にも与えない．私は能力と判断の限り患者に利益すると思う養生法をとり，悪くて有害と知る方法を決してとらない．

　頼まれても死に導くような薬を与えない．それを覚らせることもしない．同様に婦人を流産に導く道具を与えない．

　純粋と神聖をもってわが生涯を貫き，わが術を行う．結石を切りだすことは神かけてしない．それを業とするものに任せる．

　いかなる患家を訪れるときも，それはただ病者を利益するためであり，あらゆる勝手な戯れや堕落の行いを避ける．女と男，自由人と奴隷の違いを考慮しない．医に関すると否とにかかわらず他人の生活についての秘密を守る．

　この誓いを守り続ける限り，私は，いつも医術の実施を楽しみつつ生きてすべての人から尊敬されるであろう．もしもこの誓いを破るならば，その反対の運命をたまわりたい．

(小川鼎三　訳)

〈付録2〉WMAジュネーブ宣言（世界医師会，2017年改訂）

1948年9月，スイス，ジュネーブにおける第2回WMA総会で採択
1968年8月，オーストラリア，シドニーにおける第22回WMA総会で修正
1983年10月，イタリア，ベニスにおける第35回WMA総会で修正
1994年9月，スウェーデン，ストックホルムにおける第46回WMA総会で修正
2005年5月，ディボンヌ・レ・バンにおける第170回理事会および2006年5月，ディボンヌ・レ・バンにおける第173回理事会で編集上修正

2017 年 10 月，米国，シカゴにおける WMA 総会で改訂

医師の誓い

医師の一人として，

私は，人類への奉仕に自分の人生を捧げることを厳粛に誓う．

私の患者の健康と安寧を私の第一の関心事とする．

私は，私の患者のオートノミーと尊厳を尊重する．

私は，人命を最大限に尊重し続ける．

私は，私の医師としての職責と患者との間に，年齢，疾病もしくは障害，信条，民族的起源，ジェンダー，国籍，所属政治団体，人種，性的志向，社会的地位あるいはその他いかなる要因でも，そのようなことに対する配慮が介在することを容認しない．

私は，私への信頼のゆえに知り得た患者の秘密を，たとえその死後においても尊重する．

私は，良心と尊厳をもって，そして good medical practice に従って，私の専門職を実践する．

私は，医師の名誉と高貴なる伝統を育む．

私は，私の教師，同僚，および学生に，当然受けるべきである尊敬と感謝の念を捧げる．

私は，患者の利益と医療の進歩のため私の医学的知識を共有する．

私は，最高水準の医療を提供するために，私自身の健康，安寧および能力に専心する．

私は，たとえ脅迫の下であっても，人権や国民の自由を犯すために，自分の医学的知識を利用することはしない．

私は，自由と名誉にかけてこれらのことを厳粛に誓う．

（日本医師会 訳）

〈付録 3〉ICN 看護師の倫理綱領 （国際看護師協会，2012 年）

　訳注：この文書中の「看護師」とは，原文では nurses であり，訳文では表記の煩雑さを避けるために「看護師」という訳語を当てるが，免許を有する看護職すべてを指す．

看護師の倫理綱領

　看護師の倫理に関する国際的な綱領は，1953 年に国際看護師協会（ICN）によって初めて採択された．その後，この綱領は何回かの改訂を経て，今回，2012 年の見直しと改訂に至った．

前　文

　看護師には 4 つの基本的責任がある．すなわち，健康を増進し，疾病を予防し，健康を回復し，苦痛を緩和することである．看護のニーズはあらゆる人々に普遍的である．

　看護には，文化的権利，生存と選択の権利，尊厳を保つ権利，そして敬意のこもった対応を受ける権利などの人権を尊重することが，その本質として備わっている．看護ケアは，年齢，皮膚の色，信条，文化，障害や疾病，ジェンダー，性的指向，国籍，政治，人種，社会的地位を尊重するものであり，これらを理由に制約されるものではない．

　看護師は，個人，家族，地域社会にヘルスサービスを提供し，自己が提供するサービスと関連グループが提供するサービスの調整をはかる．

倫理綱領

　「ICN 看護師の倫理綱領」には，4 つの基本領域が設けられており，それぞれにおいて倫理的行為の基準が示されている．

倫理綱領の基本領域

1. 看護師と人々

・看護師の専門職としての第一義的な責任は，看護を必要とする人々に対して存在する．

・看護師は，看護を提供するに際し，個人，家族および地域社会の人権，価値観，習慣および信仰が尊重されるような環境の実現を促す．

・看護師は，個人がケアや治療に同意する上で，正確で十分な情報を，最適な時期に，文化に適した方法で確実に得られるようにする．

・看護師は，個人情報を守秘し，これを共有する場合には適切な判断に基づいて行う．

・看護師は，一般社会の人々，とくに弱い立場にある人々の健康上のニーズおよび社会的ニーズを満たすための行動を起こし，支援する責任を社会と分かち合う．

付　録

- 看護師は，資源配分および保健医療，社会的・経済的サービスへのアクセスにおいて，公平性と社会正義を擁護する．
- 看護師は，尊敬の念をもって人々に応え，思いやりや信頼性，高潔さを示し，専門職としての価値を自ら体現する．

2．看護師と実践

- 看護師は，看護実践および，継続的学習による能力の維持に関して，個人として責任と責務を有する．
- 看護師は，自己の健康を維持し，ケアを提供する能力が損なわれないようにする．
- 看護師は，責任を引き受け，または他へ委譲する場合，自己および相手の能力を正しく判断する．
- 看護師はいかなるときも，看護専門職の信望を高めて社会の信頼を得るように，個人としての品行を常に高く維持する．
- 看護師は，ケアを提供する際に，テクノロジーと科学の進歩が人々の安全，尊厳および権利を脅かすことなく，これらと共存することを保証する．
- 看護師は，倫理的行動と率直な対話の促進につながる実践文化を育み，守る．

3．看護師と看護専門職

- 看護師は，看護実践，看護管理，看護研究および看護教育の望ましい基準を設定し実施することに主要な役割を果たす．
- 看護師は，エビデンスに基づく看護の実践を支援するよう，研究に基づく知識の構築に努める．
- 看護師は，専門職の価値の中核を発展させ維持することに，積極的に取り組む．
- 看護師は，その専門職組織を通じて活動することにより，看護の領域で，働きやすい労働環境をつくり出し，安全で正当な社会的経済的労働条件を維持する．
- 看護師は，自然環境が健康に及ぼす影響を認識し，実践において自然環境の保護と維持を図る．
- 看護師は，倫理的な組織環境に貢献し，非倫理的な実践や状況に対して異議を唱える．

4．看護師と協働者

- 看護師は，看護および他分野の協働者と協力的で相互を尊重する関係を維持す

る.

・看護師は，個人，家族および地域社会の健康が協働者あるいは他の者によって危険にさらされているときは，それらの人々や地域社会を安全に保護するために適切な対応を図る.
・看護師は，協働者がより倫理的な行動をとることができるように支援し，適切な対応を図る.

（2013 年 7 月　公益社団法人日本看護協会　訳）

〈付録 4〉看護者の倫理綱領（日本看護協会，2003 年）

前　文

　人々は，人間としての尊厳を維持し，健康で幸福であることを願っている.看護は，このような人間の普遍的なニーズに応え，人々の健康な生活の実現に貢献することを使命としている.

　看護は，あらゆる年代の個人，家族，集団，地域社会を対象とし，健康の保持増進，疾病の予防，健康の回復，苦痛の緩和を行い，生涯を通してその最期まで，その人らしく生を全うできるように援助を行うことを目的としている.

　看護者は，看護職の免許によって看護を実践する権限を与えられた者であり，その社会的な責務を果たすため，看護の実践にあたっては，人々の生きる権利，尊厳を保つ権利，敬意のこもった看護を受ける権利，平等な看護を受ける権利などの人権を尊重することが求められる.

　日本看護協会の『看護者の倫理綱領』は，病院，地域，学校，教育・研究機関，行政機関など，あらゆる場で実践を行う看護者を対象とした行動指針であり，自己の実践を振り返る際の基盤を提供するものである.また，看護の実践について専門職として引き受ける責任の範囲を，社会に対して明示するものである.

条　文

1. 看護者は，人間の生命，人間としての尊厳及び権利を尊重する.
2. 看護者は，国籍，人種・民族，宗教，信条，年齢，性別及び性的指向，社会的地位，経済的状態，ライフスタイル，健康問題の性質にかかわらず，対象

付　録

となる人々に平等に看護を提供する．

3．看護者は，対象となる人々との間に信頼関係を築き，その信頼関係に基づいて看護を提供する．

4．看護者は，人々の知る権利及び自己決定の権利を尊重し，その権利を擁護する．

5．看護者は，守秘義務を遵守し，個人情報の保護に努めるとともに，これを他者と共有する場合は適切な判断のもとに行う．

6．看護者は，対象となる人々への看護が阻害されているときや危険にさらされているときは，人々を保護し安全を確保する．

7．看護者は，自己の責任と能力を的確に認識し，実施した看護について個人としての責任をもつ．

8．看護者は，常に，個人の責任として継続学習による能力の維持・開発に努める．

9．看護者は，他の看護者及び保健医療福祉関係者とともに協働して看護を提供する．

10．看護者は，より質の高い看護を行うために，看護実践，看護管理，看護教育，看護研究の望ましい基準を設定し，実施する．

11．看護者は，研究や実践を通して，専門的知識・技術の創造と開発に努め，看護学の発展に寄与する．

12．看護者は，より質の高い看護を行うために，看護者自身の心身の健康の保持増進に努める．

13．看護者は，社会の人々の信頼を得るように，個人としての品行を常に高く維持する．

14．看護者は，人々がよりよい健康を獲得していくために，環境の問題について社会と責任を共有する．

15．看護者は，専門職組織を通じて，看護の質を高めるための制度の確立に参画し，よりよい社会づくりに貢献する．

解　説
1．看護者は，人間の生命，人間としての尊厳及び権利を尊重する．

　看護者の行動の基本は，人間の生命と尊厳の尊重である．看護者は，病院をはじめさまざまな施設や場において，人々の健康と生活を支える援助専門職であり，人間の生と死という生命の根元にかかわる問題に直面することが多く，その判断及び行動には高い倫理性が求められる．

　さらに，今日の科学技術の進歩はこれまで不可能であった医学的挑戦を可能にし，他方で医療費の抑制の問題は国家的課題になっており，複雑かつ困難な生命倫理的問題や資源の平等な配分のあり方という問題を提起している．

　看護者は，いかなる場面においても生命，人格，尊厳が守られることを判断及び行動の基本とし，自己決定を尊重し，そのための情報提供と決定の機会の保障に努めるとともに，常に温かな人間的配慮をもって対応する．

2．看護者は，国籍，人種・民族，宗教，信条，年齢，性別及び性的指向，社会的地位，経済的状態，ライフスタイル，健康問題の性質にかかわらず，対象となる人々に平等に看護を提供する．

　すべての人々は，平等に医療や看護を受ける権利を有している．看護における平等とは，単に等しく同じ看護を提供することではなく，その人の個別的特性やニーズに応じた看護を提供することである．看護者は，人々をその国籍，人種・民族，宗教，信条，年齢，性別及び性的指向（同性愛・異性愛などの指向の別をいう），社会的地位，経済的状態，ライフスタイル，健康問題の性質によって差別しない．また，看護者は，個人の習慣，態度，文化的背景，思想についてもこれを尊重し，受けとめる姿勢をもって対応する．

3．看護者は，対象となる人々との間に信頼関係を築き，その信頼関係に基づいて看護を提供する．

　看護は，対象となる人々との間に築かれる信頼関係を基盤として成立する．高度な知識や技術による看護行為は，信頼関係のもとで初めて効果的な看護援助となりうる．看護者には，信頼関係を築き発展させるよう努める責任がある．

　看護の援助過程においては，対象となる人々の考えや意向が反映されるように，積極的な参加を促すように努める．看護者は，自らの実践について理解と同意を得るために十分な説明を行い，実施結果に責任をもつことを通して，信頼を得るように努める．また，人々の顕在的潜在的能力に着目し，その能力を信頼し，忍耐をもって見守る．

　さらに，看護者は，対象となる人々に対する忠実義務を有し，築かれた関係によって生まれる看護者への信頼感や依存心に誠実に応えるように努める．

4．看護者は，人々の知る権利及び自己決定の権利を尊重し，その権利を擁護する．

　人々は，自己の健康状態や治療などについて知る権利，十分な情報を得た上で

医療や看護を選択する権利を有している．看護者は，対象となる人々の知る権利
及び自己決定の権利を擁護するために，十分な情報を得る機会や決定する機会を
保障するように努める．診療録や看護記録などの開示の求めに対しては，施設内
の指針等に則り誠意をもって応じる．

　自己の判断に基づき決定するためには，十分な情報を得るとともに，その内容
を理解したり受け入れたりすることへの支援が不可欠である．看護者は対象と
なる人々の理解度や意向を確認しながらわかりやすく説明し，意思表示をしやす
い場づくりや調整，他の保健医療福祉関係者への働きかけを行う．さらに，必要
に応じて代弁者として機能するなど，これらの権利の擁護者として行動する．

　自己決定においては，十分な情報に基づいて自分自身で選択する場合だけでな
く，知らないでいるという選択をする場合や，決定を他者に委ねるという選択を
する場合もある．看護者は，人々のこのような意思と選択を尊重するとともに，
できるかぎり事実を知ることに向き合い，自分自身で選択することができるよう
に励ましたり，支えたりする働きかけも行う．個人の判断や選択が，そのとき，
その人にとって最良のものとなるように支援する．

5．看護者は，守秘義務を遵守し，個人情報の保護に努めるとともに，これを他
　　者と共有する場合は適切な判断のもとに行う．

　看護者は，個別性のある適切な看護を実践するために，対象となる人々の身体
面，精神面，社会面にわたる個人的な情報を得る機会が多い．看護者は，個人的
な情報を得る際には，その情報の利用目的について説明し，職務上知り得た情報
について守秘義務を遵守する．診療録や看護記録など，個人情報の取り扱いには
細心の注意を払い，情報の漏出を防止するための対策を講じる．

　質の高い医療や看護を提供するために保健医療福祉関係者間において情報を
共有する場合は，適切な判断に基づいて行う．また，予め，対象となる人々に通
常共有する情報の内容と必要性等を説明し，同意を得るよう努める．家族等との
情報共有に際しても，本人の承諾を得るよう最大限の努力を払う．

6．看護者は，対象となる人々への看護が阻害されているときや危険にさらされ
　　ているときは，人々を保護し安全を確保する．

　看護者は，常に，対象となる人々が適切な看護を受けられるよう配慮する．し
かし，保健医療福祉関係者によって，治療及び看護が阻害されているときや，不
適切な判断や行為に気づいたときは，人々を保護するために働きかけたり，ある
いは他の適切な手段によって問題を解決したりするように行動する．対象とな

る人々の生命，人権が脅かされると判断した場合には，害を為さないために，疑義の申し立てや実施の拒否を行う．

　また，看護者の行為が対象となる人々を傷つける可能性があることも含めて，看護の状況におけるいかなる害の可能性にも注意を払い，予防するように働きかける．

7．看護者は，自己の責任と能力を的確に認識し，実施した看護について個人としての責任をもつ．

　看護者は，自己の責任と能力を常に的確に認識し，それらに応じた看護実践を行う．看護者は，自己の実施する看護について，説明を行う責任と判断及び実施した行為とその結果についての責任を負う．

　看護者の責任範囲は保健師助産師看護師法に規定されており，看護者は法的責任を超える業務については行わない．自己の能力を超えた看護が求められる場合には，支援や指導を自ら得たり，業務の変更を求めたりして，提供する看護の質を保つよう努める．また，他の看護者に委譲する場合は自己及び相手の能力を正しく判断する．

8．看護者は，常に，個人の責任として継続学習による能力の維持・開発に努める．

　看護者には，科学や医療の進歩ならびに社会的価値の変化にともない多様化する人々の健康上のニーズに対応していくために，高い教養とともに高度な専門的能力が要求される．このような要求に応えるべく，計画的にたゆみなく専門職業人としての研鑽に励み，能力の維持・開発に努めることは，看護者自らの責任ならびに責務である．

　日本看護協会は継続教育の基準を提示するとともに，様々な継続教育のプログラムを実施している．看護者は，自施設の現任教育のプログラムの他に，都道府県看護協会が開催する研修，専門分野の学会・研究会，及び各種研修などの継続学習の機会を積極的に活用し，専門職業人としての自己研鑽に努める．

9．看護者は，他の看護者及び保健医療福祉関係者とともに協働して看護を提供する．

　看護者は，看護及び医療の受け手である人々に対して最善を尽くすことを共通の価値として協働する．看護者は，この共通の価値のもと，他の看護者及び保健医療福祉関係者と協力関係を維持し，相互の創意，工夫，努力によって，より質

の高い看護及び医療を提供するように努める.

　また,看護者は,協働する他の看護者及び保健医療福祉関係者との間に,自立した専門職として対等な関係を構築するよう努める.すなわち,お互いの専門性を理解し合い,各々の能力を最大限に発揮しながら,より質の高い看護及び医療の提供をめざす.

10. 看護者は,より質の高い看護を行うために,看護実践,看護管理,看護教育,看護研究の望ましい基準を設定し,実施する.

　自らの職務に関する行動基準を設定し,これを遵守することを通して自主規制を行うことは,専門職として必須の要件である.看護実践の基準は,看護実践の内容や方法などを規定し,看護管理の基準は,要求される看護実践を可能にするための組織化,資源管理,環境整備,質保証プログラム,継続教育などについて規定する.また,看護教育の基準は,教育内容や教育環境などについて規定し,看護研究の基準は,研究の内容及びその優先性の検討,研究方法や研究成果の提示に関する手続きなどについて規定する.

　このような基準の作成は組織的に行い,個人としてあるいは組織としてその基準を満たすよう努め,評価基準としても活用する.また,社会の変化や人々のニーズの変化に対応させて,適宜改訂する.

　日本看護協会は看護業務基準や各種の指針を作成し,会員施設に配布している.これらを活かして,各施設では,施設や看護の特徴に応じたより具体的・実践的な基準等を作成することにより,より質の高い看護を行うように努める.

11. 看護者は,研究や実践を通して,専門的知識・技術の創造と開発に努め,看護学の発展に寄与する.

　看護者は,常に,研究や実践等により得られた最新の知見を活用して看護を実践するとともに,より質の高い看護が提供できるよう,新たな専門的知識・技術の開発に最善を尽くす.開発された専門的知識・技術は蓄積され,将来の看護の発展に貢献する.すなわち,看護者は,研究や実践に基づき,看護の中核となる専門的知識・技術の創造と開発を行い看護学の発展に寄与する責任を担っている.

　また,看護者は,看護学の研究のみならず,あらゆる研究の対象となる人々の不利益を受けない権利,完全な情報公開を得る権利,自分で判断する権利,プライバシー・匿名性・機密性を守る権利を保障するよう努める.

12. **看護者は，より質の高い看護を行うために，看護者自身の心身の健康の保持増進に努める．**

　人々の健康を支援することを業とする看護者は，自らの心身の健やかさを基盤として看護を提供する．看護者は，看護を提供する能力を維持し，より質の高い看護を行うために，自らの健康の保持増進に努める．

　心身の健康を保持増進するために，職業生活と私生活のバランス，活動と休息のバランスを保つように努める．特に，援助専門職が陥りやすい心身のストレス状態や燃えつきを予防・緩和するために，個人及び職場内のストレスマネジメントをうまく機能させる．

　また，看護者がその職責にふさわしい処遇を得て看護を行うことができるように，労働条件や職場環境を整える．さらに，被曝防止，感染防止，暴力からの保護など，健康的な職業生活を実現するための安全の確保や，リスクマネジメントに組織的に取り組む．

13. **看護者は，社会の人々の信頼を得るように，個人としての品行を常に高く維持する．**

　看護は，看護を必要とする人々からの信頼なくしては存在しない．看護に対する信頼は，専門的な知識や技術のみならず，誠実さ，礼節，品性，清潔さ，謙虚さなどに支えられた行動によるところが大きい．また，社会からの信頼が不可欠であり，専門領域以外の教養を深めるにとどまらず，社会的常識などをも充分に培う必要がある．常に，看護者は，この職業の社会的使命・社会的責任を自覚し，専門職としての誇りを持ち，個人としての品行を高く維持するように努める．

14. **看護者は，人々がよりよい健康を獲得していくために，環境の問題について社会と責任を共有する．**

　看護者は，人々の健康を保持増進し，疾病を予防する責任を担っており，健康で文化的な生活を享受する権利を擁護することも求められる．それゆえに，健康を促進する環境を整備し，自然環境の破壊や社会環境の悪化に関連する問題についても社会と責任を共有し，解決に努める．

　看護者は，医療廃棄物の適切な処理及び処理過程の監視などを通して，保健医療福祉活動による環境破壊を防止する責務を果たすとともに，清浄な空気と水・安全な食物の確保，騒音対策など，人々の健康を保持増進するための環境保護に積極的に取り組む．

　また，地域の自然環境及び社会環境に関する問題を解決し健康増進を図るため

に，人々と協力し，保健医療福祉に関連する施策の提言や政策決定に参画する．

　さらに，人々の生命の安全と健康が守られ，安心して生活できるための環境づくりの基盤である平和な社会を実現し維持するために人々とともに活動する．

15. 看護者は，専門職組織を通じて，看護の質を高めるための制度の確立に参画し，よりよい社会づくりに貢献する．

　看護者は，いつの時代にあっても質の高い看護を維持し発展させるよう，看護専門職の資質の向上という使命を担っている．この使命を果たすためには，保健医療福祉及び看護にかかわる制度に関心を持ち，社会の変化と人々のニーズに対応できる制度への変革の推進に努める．

　また，看護専門職の質及び社会経済福祉条件を向上させるために，専門職能団体などの組織を通じて行動する．看護者は，このような活動を通してよりよい社会づくりに貢献する．

　　　　　　https://www.nurse.or.jp/nursing/practice/rinri/rinri.html（2021 年 2 月 19 日閲覧）

〈付録 5〉ヘルシンキ宣言

（世界医師会，2013 年修正）

人間を対象とする医学研究の倫理的原則

1964 年 6 月	第 18 回 WMA 総会（ヘルシンキ，フィンランド）で採択
1975 年 10 月	第 29 回 WMA 総会（東京，日本）で修正
1983 年 10 月	第 35 回 WMA 総会（ベニス，イタリア）で修正
1989 年 9 月	第 41 回 WMA 総会（九龍，香港）で修正
1996 年 10 月	第 48 回 WMA 総会（サマーセットウェスト，南アフリカ）で修正
2000 年 10 月	第 52 回 WMA 総会（エジンバラ，スコットランド）で修正
2002 年 10 月	WMA ワシントン総会（米国）で修正（第 29 項目明確化のため注釈追加）
2004 年 10 月	WMA 東京総会（日本）で修正（第 30 項目明確化のため注釈追加）
2008 年 10 月	WMA ソウル総会（韓国）で修正
2013 年 10 月	WMA フォルタレザ総会（ブラジル）で修正

序　文

1．世界医師会（WMA）は，特定できる人間由来の試料およびデータの研究を

含む，人間を対象とする医学研究の倫理的原則の文書としてヘルシンキ宣言を改訂してきた．

本宣言は全体として解釈されることを意図したものであり，各項目は他のすべての関連項目を考慮に入れて適用されるべきである．

2．WMA の使命の一環として，本宣言は主に医師に対して表明されたものである．WMA は人間を対象とする医学研究に関与する医師以外の人々に対してもこれらの諸原則の採用を推奨する．

一般原則

3．WMA ジュネーブ宣言は，「私の患者の健康を私の第一の関心事とする」ことを医師に義務づけ，また医の国際倫理綱領は，「医師は，医療の提供に際して，患者の最善の利益のために行動すべきである」と宣言している．

4．医学研究の対象とされる人々を含め，患者の健康，福利，権利を向上させ守ることは医師の責務である．医師の知識と良心はこの責務達成のために捧げられる．

5．医学の進歩は人間を対象とする諸試験を要する研究に根本的に基づくものである．

6．人間を対象とする医学研究の第一の目的は，疾病の原因，発症および影響を理解し，予防，診断ならびに治療（手法，手順，処置）を改善することである．最善と証明された治療であっても，安全性，有効性，効率性，利用可能性および質に関する研究を通じて継続的に評価されなければならない．

7．医学研究はすべての被験者に対する配慮を推進かつ保証し，その健康と権利を擁護するための倫理基準に従わなければならない．

8．医学研究の主な目的は新しい知識を得ることであるが，この目標は個々の被験者の権利および利益に優先することがあってはならない．

9．被験者の生命，健康，尊厳，全体性，自己決定権，プライバシーおよび個人情報の秘密を守ることは医学研究に関与する医師の責務である．被験者の保護責任は常に医師またはその他の医療専門職にあり，被験者が同意を与えた場合でも，決してその被験者に移ることはない．

10．医師は，適用される国際的規範および基準はもとより人間を対象とする研究に関する自国の倫理，法律，規制上の規範ならびに基準を考慮しなければならない．国内的または国際的の倫理，法律，規制上の要請がこの宣言に示されている被験者の保護を減じあるいは排除してはならない．

11．医学研究は，環境に害を及ぼす可能性を最小限にするよう実施されなければ

付　録

ならない.

12. 人間を対象とする医学研究は,適切な倫理的および科学的な教育と訓練を受けた有資格者によってのみ行われなければならない.患者あるいは健康なボランティアを対象とする研究は,能力と十分な資格を有する医師またはその他の医療専門職の監督を必要とする.

13. 医学研究から除外されたグループには研究参加への機会が適切に提供されるべきである.

14. 臨床研究を行う医師は,研究が予防,診断または治療する価値があるとして正当化できる範囲内にあり,かつその研究への参加が被験者としての患者の健康に悪影響を及ぼさないことを確信する十分な理由がある場合に限り,その患者を研究に参加させるべきである.

15. 研究参加の結果として損害を受けた被験者に対する適切な補償と治療が保証されなければならない.

リスク,負担,利益

16. 医療および医学研究においてはほとんどの治療にリスクと負担が伴う.
　　人間を対象とする医学研究は,その目的の重要性が被験者のリスクおよび負担を上まわる場合に限り行うことができる.

17. 人間を対象とするすべての医学研究は,研究の対象となる個人とグループに対する予想し得るリスクおよび負担と被験者およびその研究によって影響を受けるその他の個人またはグループに対する予見可能な利益とを比較して,慎重な評価を先行させなければならない.
　　リスクを最小化させるための措置が講じられなければならない.リスクは研究者によって継続的に監視,評価,文書化されるべきである.

18. リスクが適切に評価されかつそのリスクを十分に管理できるとの確信を持てない限り,医師は人間を対象とする研究に関与してはならない.
潜在的な利益よりもリスクが高いと判断される場合または明確な成果の確証が得られた場合,医師は研究を継続,変更あるいは直ちに中止すべきかを判断しなければならない.

社会的弱者グループおよび個人

19. あるグループおよび個人は特に社会的な弱者であり不適切な扱いを受けたり副次的な被害を受けやすい.
　　すべての社会的弱者グループおよび個人は個別の状況を考慮したうえで保

護を受けるべきである.

20. 研究がそのグループの健康上の必要性または優先事項に応えるものであり,かつその研究が社会的弱者でないグループを対象として実施できない場合に限り,社会的弱者グループを対象とする医学研究は正当化される.さらに,そのグループは研究から得られた知識,実践または治療からの恩恵を受けるべきである.

科学的要件と研究計画書

21. 人間を対象とする医学研究は,科学的文献の十分な知識,その他関連する情報源および適切な研究室での実験ならびに必要に応じた動物実験に基づき,一般に認知された科学的諸原則に従わなければならない.研究に使用される動物の福祉は尊重されなければならない.

22. 人間を対象とする各研究の計画と実施内容は,研究計画書に明示され正当化されていなければならない.

　　研究計画書には関連する倫理的配慮について明記され,また本宣言の原則がどのように取り入れられてきたかを示すべきである.計画書は,資金提供,スポンサー,研究組織との関わり,起こり得る利益相反,被験者に対する報奨ならびに研究参加の結果として損害を受けた被験者の治療および／または補償の条項に関する情報を含むべきである.

　　臨床試験の場合,この計画書には研究終了後条項についての必要な取り決めも記載されなければならない.

研究倫理委員会

23. 研究計画書は,検討,意見,指導および承認を得るため研究開始前に関連する研究倫理委員会に提出されなければならない.この委員会は,その機能において透明性がなければならず,研究者,スポンサーおよびその他いかなる不適切な影響も受けず適切に運営されなければならない.委員会は,適用される国際的規範および基準はもとより,研究が実施される国または複数の国の法律と規制も考慮しなければならない.しかし,そのために本宣言が示す被験者に対する保護を減じあるいは排除することを許してはならない.

　　研究倫理委員会は,進行中の研究をモニターする権利を持たなければならない.研究者は,委員会に対してモニタリング情報とくに重篤な有害事象に関する情報を提供しなければならない.委員会の審議と承認を得ずに計画書を修正してはならない.研究終了後,研究者は研究知見と結論の要約を含

む最終報告書を委員会に提出しなければならない.

プライバシーと秘密保持

24. 被験者のプライバシーおよび個人情報の秘密保持を厳守するためあらゆる予防策を講じなければならない.

インフォームド・コンセント

25. 医学研究の被験者としてインフォームド・コンセントを与える能力がある個人の参加は自発的でなければならない. 家族または地域社会のリーダーに助言を求めることが適切な場合もあるが, インフォームド・コンセントを与える能力がある個人を本人の自主的な承諾なしに研究に参加させてはならない.

26. インフォームド・コンセントを与える能力がある人間を対象とする医学研究において, それぞれの被験者候補は, 目的, 方法, 資金源, 起こり得る利益相反, 研究者の施設内での所属, 研究から期待される利益と予測されるリスクならびに起こり得る不快感, 研究終了後条項, その他研究に関するすべての面について十分に説明されなければならない. 被験者候補は, いつでも不利益を受けることなしに研究参加を拒否する権利または参加の同意を撤回する権利があることを知らされなければならない. 個々の被験者候補の具体的情報の必要性のみならずその情報の伝達方法についても特別な配慮をしなければならない.

　被験者候補がその情報を理解したことを確認したうえで, 医師またはその他ふさわしい有資格者は被験者候補の自主的なインフォームド・コンセントをできれば書面で求めなければならない. 同意が書面で表明されない場合, その書面によらない同意は立会人のもとで正式に文書化されなければならない.

　医学研究のすべての被験者は, 研究の全体的成果について報告を受ける権利を与えられるべきである.

27. 研究参加へのインフォームド・コンセントを求める場合, 医師は, 被験者候補が医師に依存した関係にあるかまたは同意を強要されているおそれがあるかについて特別な注意を払わなければならない. そのような状況下では, インフォームド・コンセントはこうした関係とは完全に独立したふさわしい有資格者によって求められなければならない.

28. インフォームド・コンセントを与える能力がない被験者候補のために, 医師

は，法的代理人からインフォームド・コンセントを求めなければならない．
これらの人々は，被験者候補に代表されるグループの健康増進を試みるため
の研究，インフォームド・コンセントを与える能力がある人々では代替して
行うことができない研究，そして最小限のリスクと負担のみ伴う研究以外に
は，被験者候補の利益になる可能性のないような研究対象に含まれてはなら
ない．

29. インフォームド・コンセントを与える能力がないと思われる被験者候補が
研究参加についての決定に賛意を表することができる場合，医師は法的代理
人からの同意に加えて本人の賛意を求めなければならない．被験者候補の
不賛意は，尊重されるべきである．

30. 例えば，意識不明の患者のように，肉体的，精神的にインフォームド・コン
セントを与える能力がない被験者を対象とした研究は，インフォームド・コ
ンセントを与えることを妨げる肉体的・精神的状態がその研究対象グルー
プに固有の症状となっている場合に限って行うことができる．このような
状況では，医師は法的代理人からインフォームド・コンセントを求めなけれ
ばならない．そのような代理人が得られず研究延期もできない場合，この研
究はインフォームド・コンセントを与えられない状態にある被験者を対象
とする特別な理由が研究計画書で述べられ，研究倫理委員会で承認されてい
ることを条件として，インフォームド・コンセントなしに開始することがで
きる．研究に引き続き留まる同意はできるかぎり早く被験者または法的代
理人から取得しなければならない．

31. 医師は，治療のどの部分が研究に関連しているかを患者に十分に説明しなけ
ればならない．患者の研究への参加拒否または研究離脱の決定が患者・医
師関係に決して悪影響を及ぼしてはならない．

32. バイオバンクまたは類似の貯蔵場所に保管されている試料やデータに関す
る研究など，個人の特定が可能な人間由来の試料またはデータを使用する医
学研究のためには，医師は収集・保存および／または再利用に対するイン
フォームド・コンセントを求めなければならない．このような研究に関し
ては，同意を得ることが不可能か実行できない例外的な場合があり得る．こ
のような状況では研究倫理委員会の審議と承認を得た後に限り研究が行わ
れ得る．

プラセボの使用

33. 新しい治療の利益，リスク，負担および有効性は，以下の場合を除き，最善

と証明されている治療と比較考量されなければならない：証明された治療が存在しない場合，プラセボの使用または無治療が認められる；あるいは，説得力があり科学的に健全な方法論的理由に基づき，最善と証明されたものより効果が劣る治療，プラセボの使用または無治療が，その治療の有効性あるいは安全性を決定するために必要な場合，そして，最善と証明されたものより効果が劣る治療，プラセボの使用または無治療の患者が，最善と証明された治療を受けなかった結果として重篤または回復不能な損害の付加的リスクを被ることがないと予想される場合．

この選択肢の乱用を避けるため徹底した配慮がなされなければならない．

研究終了後条項

34. 臨床試験の前に，スポンサー，研究者および主催国政府は，試験の中で有益であると証明された治療を未だ必要とするあらゆる研究参加者のために試験終了後のアクセスに関する条項を策定すべきである．また，この情報はインフォームド・コンセントの手続きの間に研究参加者に開示されなければならない．

研究登録と結果の刊行および普及

35. 人間を対象とするすべての研究は，最初の被験者を募集する前に一般的にアクセス可能なデータベースに登録されなければならない．

36. すべての研究者，著者，スポンサー，編集者および発行者は，研究結果の刊行と普及に倫理的責務を負っている．研究者は，人間を対象とする研究の結果を一般的に公表する義務を有し報告書の完全性と正確性に説明責任を負う．すべての当事者は，倫理的報告に関する容認されたガイドラインを遵守すべきである．否定的結果および結論に達しない結果も肯定的結果と同様に，刊行または他の方法で公表されなければならない．資金源，組織との関わりおよび利益相反が，刊行物の中には明示されなければならない．この宣言の原則に反する研究報告は，刊行のために受理されるべきではない．

臨床における未実証の治療

37. 個々の患者の処置において証明された治療が存在しないかまたはその他の既知の治療が有効でなかった場合，患者または法的代理人からのインフォームド・コンセントがあり，専門家の助言を求めたうえ，医師の判断において，その治療で生命を救う，健康を回復するまたは苦痛を緩和する望みがあるのであれば，証明されていない治療を実施することができる．この治療は，引

き続き安全性と有効性を評価するために計画された研究の対象とされるべきである．すべての事例において新しい情報は記録され，適切な場合には公表されなければならない．

（日本医師会　訳）

〈付録 6〉 患者の権利に関する WMA リスボン宣言

（世界医師会，2005 年修正）

1981 年 9 月／10 月，ポルトガル，リスボンにおける第 34 回 WMA 総会で採択
1995 年 9 月，インドネシア，バリ島における第 47 回 WMA 総会で修正
2005 年 10 月，チリ，サンティアゴにおける第 171 回 WMA 理事会で編集上修正
2015 年 4 月，ノルウェー，オスローにおける第 200 回 WMA 理事会で再確認

序　文

　医師，患者およびより広い意味での社会との関係は，近年著しく変化してきた．医師は，常に自らの良心に従い，また常に患者の最善の利益のために行動すべきであると同時に，それと同等の努力を患者の自律性と正義を保証するために払わねばならない．以下に掲げる宣言は，医師が是認し推進する患者の主要な権利のいくつかを述べたものである．医師および医療従事者，または医療組織は，この権利を認識し，擁護していくうえで共同の責任を担っている．法律，政府の措置，あるいは他のいかなる行政や慣例であろうとも，患者の権利を否定する場合には，医師はこの権利を保障ないし回復させる適切な手段を講じるべきである．

原　則

1. 良質の医療を受ける権利
   a. すべての人は，差別なしに適切な医療を受ける権利を有する．
   b. すべての患者は，いかなる外部干渉も受けずに自由に臨床上および倫理上の判断を行うことを認識している医師から治療を受ける権利を有する．
   c. 患者は，常にその最善の利益に即して治療を受けるものとする．患者が受ける治療は，一般的に受け入れられた医学的原則に沿って行われるものとする．
   d. 質の保証は，常に医療のひとつの要素でなければならない．特に医師は，医療の質の擁護者たる責任を担うべきである．
   e. 供給を限られた特定の治療に関して，それを必要とする患者間で選定を

　　　行わなければならない場合は，そのような患者はすべて治療を受けるための公平な選択手続きを受ける権利がある．その選択は，医学的基準に基づき，かつ差別なく行われなければならない．

f. 患者は，医療を継続して受ける権利を有する．医師は，医学的に必要とされる治療を行うにあたり，同じ患者の治療にあたっている他の医療提供者と協力する責務を有する．医師は，現在と異なる治療を行うために患者に対して適切な援助と十分な機会を与えることができないならば，今までの治療が医学的に引き続き必要とされる限り，患者の治療を中断してはならない．

2. 選択の自由の権利

a. 患者は，民間，公的部門を問わず，担当の医師，病院，あるいは保健サービス機関を自由に選択し，また変更する権利を有する．

b. 患者はいかなる治療段階においても，他の医師の意見を求める権利を有する．

3. 自己決定の権利

a. 患者は，自分自身に関わる自由な決定を行うための自己決定の権利を有する．医師は，患者に対してその決定のもたらす結果を知らせるものとする．

b. 精神的に判断能力のある成人患者は，いかなる診断上の手続きないし治療に対しても，同意を与えるかまたは差し控える権利を有する．患者は自分自身の決定を行ううえで必要とされる情報を得る権利を有する．患者は，検査ないし治療の目的，その結果が意味すること，そして同意を差し控えることの意味について明確に理解するべきである．

c. 患者は医学研究あるいは医学教育に参加することを拒絶する権利を有する．

4. 意識のない患者

a. 患者が意識不明かその他の理由で意思を表明できない場合は，法律上の権限を有する代理人から，可能な限りインフォームド・コンセントを得なければならない．

b. 法律上の権限を有する代理人がおらず，患者に対する医学的侵襲が緊急に必要とされる場合は，患者の同意があるものと推定する．ただし，その

患者の事前の確固たる意思表示あるいは信念に基づいて，その状況における医学的侵襲に対し同意を拒絶することが明白かつ疑いのない場合を除く．

c. しかしながら，医師は自殺企図により意識を失っている患者の生命を救うよう常に努力すべきである．

5．法的無能力の患者

a. 患者が未成年者あるいは法的無能力者の場合，法域によっては，法律上の権限を有する代理人の同意が必要とされる．それでもなお，患者の能力が許す限り，患者は意思決定に関与しなければならない．

b. 法的無能力の患者が合理的な判断をしうる場合，その意思決定は尊重されねばならず，かつ患者は法律上の権限を有する代理人に対する情報の開示を禁止する権利を有する．

c. 患者の代理人で法律上の権限を有する者，あるいは患者から権限を与えられた者が，医師の立場から見て，患者の最善の利益となる治療を禁止する場合，医師はその決定に対して，関係する法的あるいはその他慣例に基づき，異議を申し立てるべきである．救急を要する場合，医師は患者の最善の利益に即して行動することを要する．

6．患者の意思に反する処置

患者の意思に反する診断上の処置あるいは治療は，特別に法律が認めるか医の倫理の諸原則に合致する場合には，例外的な事例としてのみ行うことができる．

7．情報に対する権利

a. 患者は，いかなる医療上の記録であろうと，そこに記載されている自己の情報を受ける権利を有し，また症状についての医学的事実を含む健康状態に関して十分な説明を受ける権利を有する．しかしながら，患者の記録に含まれる第三者についての機密情報は，その者の同意なくしては患者に与えてはならない．

b. 例外的に，情報が患者自身の生命あるいは健康に著しい危険をもたらす恐れがあると信ずるべき十分な理由がある場合は，その情報を患者に対して与えなくともよい．

c. 情報は，その患者の文化に適した方法で，かつ患者が理解できる方法で与

えられなければならない．

d. 患者は，他人の生命の保護に必要とされていない場合に限り，その明確な要求に基づき情報を知らされない権利を有する．

e. 患者は，必要があれば自分に代わって情報を受ける人を選択する権利を有する．

8．守秘義務に対する権利

a. 患者の健康状態，症状，診断，予後および治療について個人を特定しうるあらゆる情報，ならびにその他個人のすべての情報は，患者の死後も秘密が守られなければならない．ただし，患者の子孫には，自らの健康上のリスクに関わる情報を得る権利もありうる．

b. 秘密情報は，患者が明確な同意を与えるか，あるいは法律に明確に規定されている場合に限り開示することができる．情報は，患者が明らかに同意を与えていない場合は，厳密に「知る必要性」に基づいてのみ，他の医療提供者に開示することができる．

c. 個人を特定しうるあらゆる患者のデータは保護されねばならない．データの保護のために，その保管形態は適切になされなければならない．個人を特定しうるデータが導き出せるようなその人の人体を形成する物質も同様に保護されねばならない．

9．健康教育を受ける権利

すべての人は，個人の健康と保健サービスの利用について，情報を与えられたうえでの選択が可能となるような健康教育を受ける権利がある．この教育には，健康的なライフスタイルや，疾病の予防および早期発見についての手法に関する情報が含まれていなければならない．健康に対するすべての人の自己責任が強調されるべきである．医師は教育的努力に積極的に関わっていく義務がある．

10．尊厳に対する権利

a. 患者は，その文化および価値観を尊重されるように，その尊厳とプライバシーを守る権利は，医療と医学教育の場において常に尊重されるものとする．

b. 患者は，最新の医学知識に基づき苦痛を緩和される権利を有する．

c. 患者は，人間的な終末期ケアを受ける権利を有し，またできる限り尊厳を

保ち，かつ安楽に死を迎えるためのあらゆる可能な助力を与えられる権利を有する.

11. 宗教的支援に対する権利

患者は，信仰する宗教の聖職者による支援を含む，精神的，道徳的慰問を受けるか受けないかを決める権利を有する.

(日本医師会　訳)

〈付録7〉母体保護法（抄）

(昭和 23 年 7 月 13 日・法律第 156 号)
[「優生保護法」を改称]

第一章　総則

（この法律の目的）

第一条　この法律は，不妊手術及び人工妊娠中絶に関する事項を定めること等により，母性の生命健康を保護することを目的とする.

（定義）

第二条　この法律で不妊手術とは，生殖腺を除去することなしに，生殖を不能にする手術で厚生労働省令をもつて定めるものをいう.

2　この法律で人工妊娠中絶とは，胎児が，母体外において，生命を保続することのできない時期に，人工的に，胎児及びその附属物を母体外に排出することをいう.

第三章　母性保護

（医師の認定による人工妊娠中絶）

第十四条　都道府県の区域を単位として設立された公益社団法人たる医師会の指定する医師（以下「指定医師」という.）は，次の各号の一に該当する者に対して，本人及び配偶者の同意を得て，人工妊娠中絶を行うことができる.

一　妊娠の継続又は分娩が身体的又は経済的理由により母体の健康を著しく害するおそれのあるもの

二　暴行若しくは脅迫によつて又は抵抗若しくは拒絶することができない間に姦淫されて妊娠したもの

2　前項の同意は，配偶者が知れないとき若しくはその意思を表示することができないとき又は妊娠後に配偶者がなくなつたときには本人の同意だけで足

付　録

りる.

〈付録8〉法的脳死判定マニュアル

（部分，厚生労働科学研究事業，2011年）

法に規定する脳死判定を行ったとしたならば，脳死とされうる状態

　器質的脳障害により深昏睡，及び自発呼吸を消失した状態と認められ，かつ器質的脳障害の原疾患が確実に診断されていて，原疾患に対して行い得るすべての適切な治療を行った場合であっても回復の可能性がないと認められる者．

　ただし，下記1)～4) は除外する．

1) 生後12週（在胎週数が40週未満であった者にあっては，出産予定日から起算して12週）未満の者
2) 急性薬物中毒により深昏睡，及び自発呼吸を消失した状態にあると認められる者
3) 直腸温が32℃未満（6歳未満の者にあっては，35℃未満）の状態にある者
4) 代謝性障害，または内分泌性障害により深昏睡，及び自発呼吸を消失した状態にあると認められる者

かつ，下記①～④のいずれもが確認された場合．

①深昏睡
②瞳孔が固定し，瞳孔径が左右とも4ミリメートル以上であること
③脳幹反射（対光反射，角膜反射，毛様脊髄反射，眼球頭反射，前庭反射，咽頭反射，及び咳反射）の消失
④平坦脳波

・法的脳死判定の判定医資格

法的脳死判定の判定医資格（ガイドライン第8の1の（4）から）

　脳死判定は，脳神経外科医，神経内科医，救急医，麻酔・蘇生科・集中治療医又は小児科医であって，それぞれの学会専門医又は学会認定医の資格を持ち，かつ脳死判定に関して豊富な経験を有し，しかも臓器移植にかかわらない医師が2名以上で行うこと．

臓器提供施設においては，脳死判定を行う者について，あらかじめ倫理委員会等の委員会において選定を行うとともに，選定された者の氏名，診療科目，専門医等の資格，経験年数等について，その情報の開示を求められた場合には，提供できるようにする．

・脳死下臓器提供の施設条件

法に基づく脳死した者の身体からの臓器提供については，当面，以下のいずれの条件をも満たす施設に限定すること（ガイドライン第4から）
1. 臓器摘出の場を提供する等のために必要な体制が確保されており，当該施設全体について，脳死した者の身体からの臓器摘出を行うことに関して合意が得られていること．なお，その際，施設内の倫理委員会等の委員会で臓器提供に関して承認が行われていること．
2. 適正な脳死判定を行う体制があること．
3. 救急医療等の関連分野において，高度の医療を行う次のいずれかの施設であること．
　　・大学附属病院
　　・日本救急医学会の指導医指定施設
　　・日本脳神経外科学会の専門医訓練施設（A項）
　　・救急救命センターとして認定された施設
　　・日本小児総合医療施設協議会の会員施設

Ⅲ　除外例

改正臓器移植法の施行に際してはガイドライン等の規定により，以下のような状況では法的脳死判定から除外される．

（1）脳死と類似した状態になりうる症例

1）急性薬物中毒

①周囲からの聴き取り，経過，臨床所見等で薬物中毒により深昏睡，及び無呼吸を生じたと疑われる場合は脳死判定から除外する．

②可能ならば薬物の血中濃度の測定を行い判断する．ただし薬物の半減期の個人差は大きいことを考慮する．

〈備考〉

急性薬物中毒ではないが，脳死判定に影響を与えうる薬物が投与されている

　場合

①原因，経過，病態を勘案した総合的判断が必要である．

②可能ならば薬物の血中濃度の測定を行い判断する．

③薬物の血中濃度の測定ができない場合は，当該薬物の有効時間を考慮して脳
　死判定を行うことが望ましい．当該薬物の有効時間に関して一定の基準を
　示すことは困難であるが，通常の一般的な投与量であれば24時間以上を経
　過したものであれば問題はないと思われる．

　問題となりうる薬剤

　　●中枢神経作用薬

　　　静脈麻酔薬

　　　鎮静薬

　　　鎮痛薬

　　　向神経薬

　　　抗てんかん薬

　　●筋弛緩薬

　　　神経刺激装置を用い神経刺激を行い，筋収縮が起これば筋弛緩薬の影響
　　　を除外できる（たとえばTOF（Train of Four）による方法は有効である）．

2）代謝・内分泌障害

①肝性昏睡

②糖尿病性昏睡

③尿毒症性脳症

④その他

(2) 知的障害者等の臓器提供に関する有効な意思表示が困難となる障害を有す
　る者

(3) 被虐待児，または虐待が疑われる18歳未満の児童

(4) 年齢不相応の血圧（収縮期血圧）

　　●1歳未満　　　　　　　< 65 mmHg

　　●1歳以上13歳未満　< （年齢×2）＋65 mmHg

　　●13歳以上　　　　　　< 90 mmHg

(5) 低体温（直腸温，食道温等の深部温）

　　●6歳未満　　　　　　　< 35℃

　　●6歳以上　　　　　　　< 32℃

　注：あくまで深部温であり，腋窩温ではないことに注意すること

(6) 生後12週未満（在胎週数が40週未満であった者にあっては，出産予定日

から起算して 12 週未満）

（厚生労働科学研究費補助金厚生労働科学特別研究事業　臓器提供施設における
院内体制整備に関する研究　脳死判定基準のマニュアル化に関する研究班）

〈付録 9〉宗教的輸血拒否に関するガイドライン

（部分，宗教的輸血拒否に関する合同委員会報告，2008 年）

1．輸血実施に関する基本方針

1) **当事者が 18 歳以上で医療に関する判断能力がある人の場合（なお，医療に関する判断能力は主治医を含めた複数の医師によって評価する）**

(1) 医療側が無輸血治療を最後まで貫く場合

　　当事者は，医療側に本人署名の「免責証明書」を提出する．

(2) 医療側は無輸血治療が難しいと判断した場合

　　医療側は，当事者に早めに転院を勧告する．

2) **当事者が 18 歳未満，または医療に関する判断能力がないと判断される場合**

(1) 当事者が 15 歳以上で医療に関する判断能力がある場合

　　①親権者は輸血を拒否するが，当事者が輸血を希望する場合

　　　当事者は輸血同意書を提出する．

　　②親権者は輸血を希望するが，当事者が輸血を拒否する場合

　　　医療側は，なるべく無輸血治療を行うが，最終的に必要な場合には輸血を行う．親権者から輸血同意書を提出してもらう．

　　③親権者と当事者の両者が輸血拒否する場合

　　　18 歳以上に準ずる．

(2) 親権者が拒否するが，当事者が 15 歳未満，または医療に関する判断能力がない場合

　　①親権者の双方が拒否する場合

　　　医療側は，親権者の理解を得られるように努力し，なるべく無輸血治療を行うが，最終的に輸血が必要になれば，輸血を行う．親権者の同意が全く得られず，むしろ治療行為が阻害されるような状況においては，児童相談所に虐待通告し，児童相談所で一時保護の上，児童相談所から親権喪失を申し立て，あわせて親権者の職務停止の処分を受け，親権代行者の同意により輸血を行う．

　　②親権者の一方が輸血に同意し，他方が拒否する場合

　　　親権者の双方の同意を得るよう努力するが，緊急を要する場合などには，

　　輸血を希望する親権者の同意に基づいて輸血を行う.

〈付録 10〉人生の最終段階における医療・ケアの決定プロセスに関するガイドライン

（厚生労働省，2018 年改訂）

1　人生の最終段階における医療・ケアの在り方

①医師等の医療従事者から適切な情報の提供と説明がなされ，それに基づいて医療・ケアを受ける本人が多専門職種の医療・介護従事者から構成される医療・ケアチームと十分な話し合いを行い，本人による意思決定を基本としたうえで，人生の最終段階における医療・ケアを進めることが最も重要な原則である.

　　また，本人の意思は変化しうるものであることを踏まえ，本人が自らの意思をその都度示し，伝えられるような支援が医療・ケアチームにより行われ，本人との話し合いが繰り返し行われることが重要である.

　　さらに，本人が自らの意思を伝えられない状態になる可能性があることから，家族等の信頼できる者も含めて，本人との話し合いが繰り返し行われることが重要である. この話し合いに先立ち，本人は特定の家族等を自らの意思を推定する者として前もって定めておくことも重要である.

②人生の最終段階における医療・ケアについて，医療・ケア行為の開始・不開始，医療・ケア内容の変更，医療・ケア行為の中止等は，医療・ケアチームによって，医学的妥当性と適切性を基に慎重に判断すべきである.

③医療・ケアチームにより，可能な限り疼痛やその他の不快な症状を十分に緩和し，本人・家族等の精神的・社会的な援助も含めた総合的な医療・ケアを行うことが必要である.

④生命を短縮させる意図をもつ積極的安楽死は，本ガイドラインでは対象としない.

2　人生の最終段階における医療・ケアの方針の決定手続

　　人生の最終段階における医療・ケアの方針決定は次によるものとする.

(1) 本人の意思の確認ができる場合

①方針の決定は，本人の状態に応じた専門的な医学的検討を経て，医師等の医療従事者から適切な情報の提供と説明がなされることが必要である.

　　そのうえで，本人と医療・ケアチームとの合意形成に向けた十分な話し合い

を踏まえた本人による意思決定を基本とし，多専門職種から構成される医療・ケアチームとして方針の決定を行う．

②時間の経過，心身の状態の変化，医学的評価の変更等に応じて本人の意思が変化しうるものであることから，医療・ケアチームにより，適切な情報の提供と説明がなされ，本人が自らの意思をその都度示し，伝えることができるような支援が行われることが必要である．この際，本人が自らの意思を伝えられない状態になる可能性があることから，家族等も含めて話し合いが繰り返し行われることも必要である．

③このプロセスにおいて話し合った内容は，その都度，文書にまとめておくものとする．

(2) 本人の意思の確認ができない場合

本人の意思確認ができない場合には，次のような手順により，医療・ケアチームの中で慎重な判断を行う必要がある．

①家族等が本人の意思を推定できる場合には，その推定意思を尊重し，本人にとっての最善の方針をとることを基本とする．

②家族等が本人の意思を推定できない場合には，本人にとって何が最善であるかについて，本人に代わる者として家族等と十分に話し合い，本人にとっての最善の方針をとることを基本とする．時間の経過，心身の状態の変化，医学的評価の変更等に応じて，このプロセスを繰り返し行う．

③家族等がいない場合及び家族等が判断を医療・ケアチームに委ねる場合には，本人にとっての最善の方針をとることを基本とする．

④このプロセスにおいて話し合った内容は，その都度，文書にまとめておくものとする．

(3) 複数の専門家からなる話し合いの場の設置

上記（1）及び（2）の場合において，方針の決定に際し，

・医療・ケアチームの中で心身の状態等により医療・ケアの内容の決定が困難な場合

・本人と医療・ケアチームとの話し合いの中で，妥当で適切な医療・ケアの内容についての合意が得られない場合

・家族等の中で意見がまとまらない場合や，医療・ケアチームとの話し合いの中で，妥当で適切な医療・ケアの内容についての合意が得られない場合

等については，複数の専門家からなる話し合いの場を別途設置し，医療・ケアチーム以外の者を加えて，方針等についての検討及び助言を行うことが必要である．

付　録

〈付録 11〉在宅緩和ケアの基準(日本ホスピス緩和ケア協会, 2017 年)

1. 在宅緩和ケアの理念
1) 在宅緩和ケアは，生命を脅かす疾患に直面する患者とその家族が在宅（介護施設を含む自宅あるいはそれに準じる場所）で過ごすために，QOL（人生と生活の質）の改善を目的とし，WHO の緩和ケアの定義に基づき，様々な専門職とボランティアがチームとして提供するケアである．

2. 在宅緩和ケアチームの構成
1) チームメンバーは，患者・家族の必要に応じて，在宅緩和ケアの理念に基づき，柔軟に構成される．
2) 基本となるチームメンバー：医師，看護師，薬剤師，介護支援専門員（ケアマネジャー），介護士（介護福祉士等），ソーシャルワーカー（社会福祉士等），作業療法士，理学療法士，歯科医師，栄養士，ボランティア等

3. 在宅緩和ケアチームの要件
1) 在宅における 24 時間対応のケアを提供する．
2) チーム内での連絡が 24 時間可能であり，連絡を密に取ることができる体制がある．
3) ケアマネジャー，ソーシャルワーカーをはじめ，相談支援及び地域の様々な資源との連携を図る機能を持つスタッフをチームに配置する．

4. 在宅緩和ケアで提供されるケアと治療
1) 痛みやその他の苦痛となる症状を適切かつ迅速に緩和する．
2) 患者・家族に対する心理・社会的問題，スピリチュアルな問題での相談支援がなされる．
3) 患者と家族の希望に応じて，病状や病期の説明を行い，在宅において安心して生活することができるように支援する．
4) ケアや治療の方針決定に関しては，患者・家族と医療者が正確な情報を共有し，話し合いを重ねつつ，本人の意思決定を支援する．
5) 最期まで在宅で過ごしたいと希望する患者に対しては，穏やかな最期を迎えられる様に症状緩和を計りつつ，家族に対しては適切なタイミングで看取りに関する情報提供を行う．
6) 患者と家族のコミュニケーションが最期まで維持されるように支援する．

7) 死別前から死別後までの家族ケア（遺族会などのグリーフケア）を行う．

5. 在宅緩和ケアチームの運営

1) チームで共通の在宅緩和ケアを実践するための手順書（マニュアル）を備え，チーム内で共有する．
2) チーム内で定期的にかつ必要時，カンファレンスを実施する．
3) チーム内で在宅緩和ケアに関する定期的な教育研修を行う．
4) 在宅緩和ケアの質の向上のための研究活動を行う．
5) チームで倫理的指針を作成し，共有する．また，現場で定期的に，あるいは必要に応じて倫理的検討を行う．
6) チームは提供したケアと治療およびチームのあり方について，継続的かつ包括的に評価して見直しを行う．

6. 在宅緩和ケアチームのコミュニティにおける役割

1) 地域で在宅ケアを行う診療所，事業所等の医療・介護従事者，臨床研修医，学生，ボランティア等に教育研修の場を提供する．
2) 市民への啓発活動を積極的に行う．
3) 地域で緩和ケアネットワーク作りを実践する．
4) 地域の各種社会資源を調査，発掘し，連携を図る．

〈付録 12〉医療法（抄）

（昭和 23 年 7 月 30 日・法律第 205 号）

第一条の四　医師，歯科医師，薬剤師，看護師その他の医療の担い手は，第一条の二に規定する理念に基づき，医療を受ける者に対し，良質かつ適切な医療を行うよう努めなければならない．
2　医師，歯科医師，薬剤師，看護師その他の医療の担い手は，医療を提供するに当たり，適切な説明を行い，医療を受ける者の理解を得るよう努めなければならない．
3　医療提供施設において診療に従事する医師及び歯科医師は，医療提供施設相互間の機能の分担及び業務の連携に資するため，必要に応じ，医療を受ける者を他の医療提供施設に紹介し，その診療に必要な限度において医療を受ける者の診療又は調剤に関する情報を他の医療提供施設において診療又は調剤に従事する医師若しくは歯科医師又は薬剤師に提供し，及びその他必要な措

置を講ずるよう努めなければならない．

4　病院又は診療所の管理者は，当該病院又は診療所を退院する患者が引き続き療養を必要とする場合には，保健医療サービス又は福祉サービスを提供する者との連携を図り，当該患者が適切な環境の下で療養を継続することができるよう配慮しなければならない．

索　引

219

著者紹介

塩野　寛（しおのひろし）

1967 年札幌医科大学卒業，72 年札幌医科大学大学院修了．国立療養所西札幌病院厚生技官（小児科），札幌医科大学法医学助教授，島根医科大学法医学教授，旭川医科大学法医学教授，旭川医科大学副学長を経て，2007 年旭川医科大学名誉教授．

清水惠子（しみずけいこ）

1986 年北海道大学薬学部卒業，88 年北海道大学大学院薬学研究科修士課程修了，95 年旭川医科大学卒業，99 年旭川医科大学大学院医学研究科学位取得修了．旭川医科大学法医学助手，同講師，同助教授を経て，2005 年より旭川医科大学法医学教授．

生命倫理への招待

2001 年 1 月 5 日	1 版 1 刷	©2021
2015 年 3 月 15 日	5 版 1 刷	
2018 年 2 月 15 日	3 刷	
2021 年 4 月 1 日	6 版 1 刷	
2024 年 8 月 20 日	3 刷	

著　者
しおの　　ひろし　　　しみずけいこ
塩野　寛　清水惠子

発行者
株式会社 南山堂　代表者 鈴木幹太
〒 113-0034　東京都文京区湯島 4-1-11
TEL 代表 03-5689-7850　www.nanzando.com

ISBN 978-4-525-52016-8

A 5201630603-A